AF462726

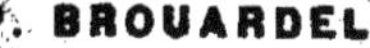
P. BROUARDEL

Professeur à la Faculté de Médecine
de Paris
Membre de l'Institut

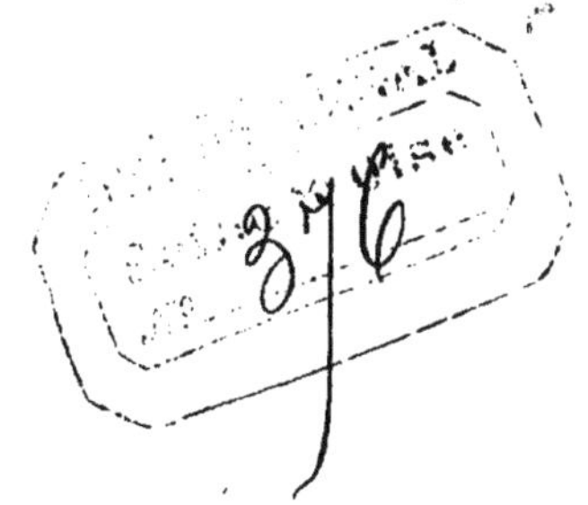

Opium Morphine et Cocaïne

INTOXICATION AIGUE PAR L'OPIUM
MANGEURS ET FUMEURS D'OPIUM
MORPHINOMANES ET COCAÏNOMANES

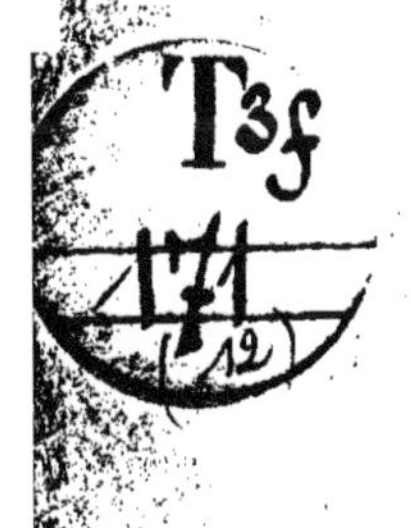

J.-B. BAILLIÈRE ET FILS

OPIUM
MORPHINE ET COCAÏNE

OUVRAGES DU MÊME AUTEUR

La Mort et la Mort subite. 1895, 1 vol. in-8 de 455 pages...... 9 fr.

Les Asphyxies par les Gaz, les Vapeurs et les Anesthésiques. 1896, 1 vol. in-8 de 416 p., avec fig. et 8 planches................ 9 fr.

La Pendaison la Strangulation, la Suffocation et la Submersion. 1896, 1 vol. in-8 de 584 pages, avec 43 fig. et planches............ 12 fr.

Les Explosifs et les Explosions. 1897, 1 vol. in-8 de 272 pages, avec 39 figures.. 6 fr.

L'Infanticide. 1897, 1 vol. in-8 de 402 pages, avec 2 planches color. et 14 figures.. 9 fr.

La Responsabilité médicale. 1898, 1 vol. in-8 de 456 pages .... 9 fr.

L'Exercice de la Médecine et le Charlatanisme. 1899, 1 vol. in-8 de 564 pages... 12 fr.

Le Mariage. Nullité, divorce, grossesse, accouchement. 1900, 1 vol. in-8 de 452 pages.. 9 fr.

L'Avortement. 1901, 1 vol. in-8 de 376 pages, avec figures... 7 fr. 50

Les Empoisonnements criminels et accidentels. 1902, 1 vol. in-8 de 538 pages, avec figures....................................... 9 fr.

Les Intoxications. 1904, 1 vol. in-8, 516 pages................ 12 fr.

Les Blessures et les accidents du travail. 1906, 1 vol. gr. in-8 de 300 pages avec figures.

La Lutte contre la Tuberculose. 1901, 1 vol. in-16 de 208 p. 2 fr. 50

La Profession médicale au commencement du XXe siècle. 1903, 1 vol. in-18 de 230 pages.. 3 fr. 50

Organisation du Service des Autopsies à la Morgue. 1879, in-8, 32 pages.. 1 fr.

Causes d'erreur dans les Expertises d'attentats à la Pudeur. 1884, in-8, 60 pages... 1 fr. 50

Le Secret médical. Honoraires, mariage, assurances sur la vie, déclarations de naissance, expertises, témoignage, etc. 2e *édition*. 1893, 1 vol. in-16 de 280 pages.............................. 3 fr. 50

BROUARDEL et OGIER. — **Le Laboratoire de Toxicologie**, méthode d'expertises toxicologiques, travaux du laboratoire. 1891, 1 vol. gr. in-8 de 224 pages, avec 30 figures........................... 8 fr.

BROUARDEL et THOINOT. — **La Fièvre typhoïde.** 1905. 1 vol. gr. in-8 de 340 pages, avec 24 figures.................................. 4 fr.

BROUARDEL et GILBERT. — **Nouveau Traité de Médecine et de Thérapeutique**, paraissant en 40 fascicules séparés, entièrement indépendants. Chaque fascicule se vend séparément. Il paraît 2 fascicules par mois. Sont en vente : Fascicules I, II, III à 4 fr. chaque, V à 2 fr. 50, IV et VI à 8 fr., VIII et IX à 3 fr. 50 chaque.

BROUARDEL et MOSNY. — **Traité d'Hygiène**, publié en 20 fascicules séparés, entièrement indépendants. Chaque fascicule se vend séparément. En vente fascicule I à 3 fr. et fascicule IV à 6 fr.

Annales d'Hygiène publique et de Médecine légale. *Quatrième série*, commencée en janvier 1904. Elle paraît tous les mois par cahier de 6 feuilles in-8, 96 pages avec figures et planches, et forme chaque année 2 vol. in-8. *Prix de l'abonnement annuel :* Paris, 22 fr. — Départements, 24 fr. — Union postale, 25 fr.

CORBEIL. — Imprimerie ÉD. CRÉTÉ.

COURS DE MÉDECINE LÉGALE
DE LA FACULTÉ DE MÉDECINE DE PARIS

OPIUM
MORPHINE ET COCAÏNE

INTOXICATION AIGUE PAR L'OPIUM
MANGEURS ET FUMEURS D'OPIUM
MORPHINOMANES ET COCAÏNOMANES

PAR

P. BROUARDEL
PROFESSEUR DE MÉDECINE LÉGALE A LA FACULTÉ DE MÉDECINE DE PARIS
MEMBRE DE L'INSTITUT

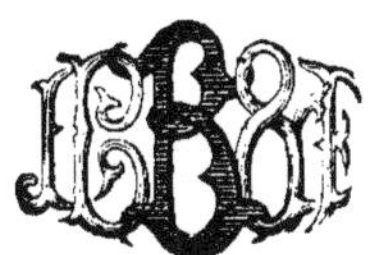

PARIS
LIBRAIRIE J.-B. BAILLIÈRE ET FILS
19, RUE HAUTEFEUILLE, 19

1906

OPIUM
MORPHINE ET COCAÏNE

I. — INTOXICATION AIGUË PAR L'OPIUM ET SES ALCALOÏDES

L'intoxication criminelle par l'opium et ses dérivés est extrêmement rare, et, pendant une période de soixante ans, de 1825 à 1885, on ne compte pas plus d'une vingtaine de cas en France. Le suicide est plus fréquent : mais le plus grand nombre des intoxications par l'opium dont vous aurez à vous occuper sont accidentelles. Elles proviennent d'erreurs commises par le malade ou par son entourage, d'erreurs du médecin ou d'erreurs du pharmacien. Pour vous, Messieurs, ce chapitre devra être un avertissement, car c'est moins l'intoxication par les opiacées dont j'entreprends l'histoire que l'étude d'une des plus importantes questions de responsabilité médicale.

I. ***Historique***. — Les propriétés thérapeutiques de l'opium ont été connues et utilisées dès la plus haute antiquité; Dioscoride, Pline l'Ancien en distinguaient deux variétés : l'*opium* proprement dit, celui que nous désignons aujourd'hui encore sous ce nom, et le *méconium*, qui provenait de la décoction de pavots dans l'eau, et dont la valeur thérapeutique était beaucoup moindre.

Actuellement, l'opium et ses alcaloïdes sont l'une des

bases fondamentales de la pharmacopée de tous les peuples, incontestablement ce sont d'excellents médicaments; malheureusement on ne les trouve pas seulement chez le pharmacien, on les rencontre aussi trop souvent dans les pharmacies familiales, côte à côte avec la teinture d'iode, la teinture d'arnica et les diverses préparations qu'on juge indispensable d'avoir sous la main, surtout à la campagne. Cette habitude est fort dangereuse, et, bien des fois, il est arrivé que, dans le trouble des premiers moments qui suivent un accident, une erreur de fiole a été commise et a entraîné un malheur irréparable.

II. **Composition.** — L'opium est le suc concret du *Papaver somniferum* (Papavéracées). Pour le récolter, on agit depuis les temps anciens, — puisque c'est ainsi que l'on opérait au temps de Dioscoride, — de la manière suivante : à l'aide d'un couteau spécial, généralement à plusieurs lames, on fait des incisions au pourtour de la capsule encore verte du pavot ; de ces incisions s'écoule le *latex* blanc, qui forme à la surface de la capsule des larmes qui, en séchant, prennent une teinte brune. Après vingt-quatre heures, on recueille ces larmes, qui, agglutinées en masses de volume et de forme variables suivant la provenance, constituent l'opium brut.

Toutes les parties de la plante qui laissent écouler du *latex*, la tige, les feuilles, contiennent de l'opium ; mais c'est dans la capsule qu'on en recueille le plus et qu'il est le plus pur. Les semences du pavot avant leur maturité contiennent de l'opium ; mais, une fois séchées, elles n'en renferment plus, c'est du moins ce qui est admis par tous les auteurs. Cependant Lewin, après avoir signalé l'absence d'opium dans les graines sèches du pavot, rapporte un cas d'intoxication par ces semences. C'est donc un point à vérifier (1).

L'opium est un article d'importation, non pas que les pavots cultivés en France soient de qualité inférieure. Pierre Belon, en 1553, estimait que la culture de l'opium pouvait être entreprise en France. En 1807, Loiseleur Deslongchamps, un peu plus tard, le général Lamarque dans les Landes, et en 1844, Aubergier en Limagne, cultivèrent le pavot et recueillirent un opium indigène qui, expérimenté dans les services de Grisolle et de Rayer, comparativement avec l'opium d'Orient, donna d'excellents résultats physiologiques et thérapeutiques. Pelletier et Caventou d'une part, Guibourt d'autre part, analysèrent des échantillons d'opium indigène et y trouvèrent jusqu'à 22 p. 100 de morphine, alors que les opiums exotiques n'en contiennent guère plus de 10 ou 15 p. 100 (2). Il est vrai que ces opiums indigènes devaient être recueillis avec un soin tout particulier.

De 1855 à 1860, Decharme, Bénard et Colas ont cherché à cultiver le pavot aux environs d'Amiens ; ils espéraient, par l'exploitation combinée de l'opium et de l'huile d'œillette, arriver à des résultats meilleurs que leurs devanciers. Ils obtinrent de l'opium de très bonne qualité, contenant jusqu'à 20 p. 100 de morphine. Cependant cet essai resta aussi infructueux que les précédents.

Les *variétés d'opium* sont nombreuses.

L'*opium d'Asie-Mineure*, appelé aussi *opium de Turquie*, *opium de Smyrne*, contient de 7,5 à 11,5 de morphine. L'*opium de Perse* est de valeur très variable ; les qualités

(1) Lewin et G. Pouchet, *Traité de toxicologie*, p. 580.

(2) Fonssagrives, *Dictionnaire encyclopédique des sciences médicales*, article Opium, p. 152.

inférieures ne contiennent guère que 3 p. 100 de morphine, alors que les bonnes qualités en contiennent de 8 à 11 p. 100. *L'opium de l'Inde* contient 9,5 p. 100 de morphine. *L'opium d'Égypte* n'en contient que 3 ou 4 p. 100. Enfin l'opium cultivé en Chine et en Indo-Chine est souvent falsifié et ne contient que rarement plus de 5 p. 100 de morphine.

Les opiums employés en Europe proviennent d'Asie-Mineure, de Turquie et d'Égypte. Ceux de l'Inde et de Perse sont exportés en Chine ou consommés sur place.

L'opium des pharmaciens, séché à 100°, doit contenir de 10 à 12 p. 100 de morphine ; il doit donner environ 50 p. 100 d'extrait et ne pas renfermer plus de 8 à 10 p. 100 d'eau (1).

Cette différence dans la qualité de l'opium provient, dans quelques cas, du moment choisi pour la récolte; mais, en général, il est dû aux falsifications. Dans l'Inde, il arrive souvent que les meilleures larmes d'opium sont recueillies précieusement et offertes en cadeau aux grands du pays, et par suite l'opium vendu est de qualité inférieure. Du temps de Dioscoride et de Pline, on falsifiait déjà l'opium en y ajoutant des sucs de laitue, de glaucium et de chélidoine; les fraudeurs d'aujourd'hui ne le cèdent en rien à ceux du temps passé, car on a trouvé dans l'opium, parfois dans la proportion de 40 p. 100, de la bouse de vache, de la terre, de la sciure de bois, des farines, de la poix, des raisins secs, du tabac, de la gomme arabique, de la gomme adragante. Enfin il existe de faux opiums qui, avec une belle apparence, ne contiennent pas trace d'alcaloïde (2).

(1) Manquat, *Traité de thérapeutique*, 1898, t. II, p. 357.

(2) Chevallier et Baudrimont, *Dictionnaire des altérations et falsifications des substances alimentaires et médicamenteuses*, 1897, t. II, p. 37.

La morphine n'est pas le seul alcaloïde que contient l'opium ; sa composition est très complexe ; il y a environ 21 p. 100 d'alcaloïdes et 79 p. 100 de principes variables.

Composition moyenne de l'opium.

Alcaloïdes, 21 p. 100.		Principes divers, 79 p. 100.	
Morphine	10 p. 100.	Matières extractives..	31 p. 100.
Narcotine...........	6 —	— grasses	2 —
Papavérine	1 —	Caoutchouc	6 —
Narcéine............	1 —	Résine..............	4 —
Codéine	0,7 —	Mucilage, gomme	20 —
Thébaïne	0,15 —	Acide méconique.....	5 —
Laudanine, laudanosine, colamine, lanthopine, cryptopine, protopine, pseudomorphine, porphyroxyne	3 —	Méconine	1 —
		Eau	10 —

Messieurs, je n'étudierai pas devant vous les propriétés de tous ces alcaloïdes ; il n'y a, du reste, que les six premiers dont l'action physiologique soit bien connue, je me bornerai à vous exposer celle des trois principaux : la morphine, la narcéine et la codéine. Je passerai sous silence tout ce qui a été dit au sujet des propriétés hypnotiques de l'opium avant Claude Bernard, qui le premier a fait une étude scientifique de cette question (1).

Contrairement à ce que l'on pense d'ordinaire, l'opium ne détermine pas immédiatement un sommeil profond ; il y a deux périodes distinctes : une période d'excitation et une période de sommeil. Chacune de ces périodes peut avoir la prédominance sur l'autre, peut ne pas exister ou, au contraire, exister seule. Aussi certaines personnes supportent

(1) Cl. Bernard, *Leçons sur les anesthésiques et l'asphyxie*, 1875, p. 163. — Tardieu, *Étude médico-légale et clinique sur l'empoisonnement*, 1875, p. 104.

très mal l'opium et présentent de l'agitation au lieu de sommeil. Avant que ne fût bien connue l'action physiologique des alcaloïdes de l'opium, on pensait qu'il s'agissait toujours de phénomènes dus au nervosisme du malade, cela est vrai parfois; il suffit, dans ce cas, d'administrer l'opium sous un nom inconnu du malade, pilules de cynoglosse ou autre, pour voir cesser les accidents nerveux. Cependant, et nous en avons aujourd'hui l'explication physiologique, certains malades ont de l'agitation due à l'opium lui-même, car ils sont agités alors même qu'ils ignorent avoir pris une préparation opiacée.

III. ***Action des alcaloïdes de l'opium.*** — Claude Bernard a étudié les alcaloïdes de l'opium au point de vue de leurs propriétés narcotiques, toxiques et convulsivantes.

1° *Action narcotique.* — La morphine, la narcéine, la codéine sont soporifiques à des degrés et suivant des modes différents. Claude Bernard s'est servi de solutions de chlorhydrate de morphine et de codéine à la dose de 5 grammes pour 100 d'eau distillée. La narcéine, plus soluble, fut employée en solution à la même dose.

L'injection sous-cutanée de 5 centigrammes de chlorhydrate de *morphine* suffit à endormir un chien de taille moyenne. La durée du sommeil, qui est très profond, est variable suivant la dose injectée; le réveil est caractéristique. « Les chiens, en se réveillant, ont constamment le même aspect ; ils sont souvent effarés, les yeux hagards, le train postérieur surbaissé et à demi paralysé, ce qui leur donne une démarche tout à fait analogue à celle d'une hyène. Quand on appelle les chiens dans cet état, ils se sauvent comme effrayés ; ils ne reconnaissent pas leurs maîtres et cherchent à se cacher dans les coins obscurs. » Ces troubles durent environ douze heures.

Le sommeil provoqué par la *codéine* est beaucoup moins profond que le sommeil morphinique ; l'animal est plutôt calmé que véritablement endormi, et il se réveille absolument dans son état normal.

Claude Bernard rapporte l'expérience suivante :

Deux jeunes chiens, habitués à jouer ensemble, reçurent dans le tissu cellulaire sous-cutané de l'aisselle, l'un 5 centigrammes de chlorhydrate de morphine, l'autre 5 centigrammes de chlorhydrate de codéine. Au bout d'un quart d'heure, les deux chiens s'endormirent et le sommeil dura trois heures. Les deux animaux, à leur réveil, présentaient le contraste le plus frappant : « Le chien morphiné courait avec une démarche hyénoïde, l'œil effaré, ne reconnaissait personne et pas même son camarade codéiné, qui en vain l'agaçait et lui sautait sur le dos pour jouer avec lui. Ce n'est que le lendemain que le chien piqué à la morphine reprit sa gaîté et son humeur ordinaires. »

Deux jours plus tard, ces deux mêmes chiens étant bien portants, Claude Bernard répéta la même expérience, mais il injecta la codéine au chien qui avait, lors de la première expérience, reçu la morphine et *vice versâ*. Au réveil, les rôles des deux animaux furent complètement intervertis, comme l'avait été l'administration des substances soporifiques.

Le sommeil que provoque la *narcéine* est très profond ; au réveil, les animaux endormis reprennent très vite leur état naturel et ne présentent qu'un peu de faiblesse du train postérieur et d'effarement. Au point de vue narcotique, les alcaloïdes de l'opium doivent être placés dans l'ordre suivant : en tête, la narcéine, puis la morphine, enfin la codéine.

2° *Action toxique.* — Il n'y a aucun rapport entre l'action toxique et l'action soporifique. Claude Bernard a été amené à faire des recherches sur ce point, parce qu'il avait observé, en stupéfiant des animaux qu'il destinait à des expériences physiologiques, que l'extrait gommeux d'opium est relativement plus toxique que la morphine, et il a établi que certains alcaloïdes non soporifiques sont très toxiques. Ainsi il a montré que 10 centigrammes de chlorhydrate de thébaïne sont suffisants pour tuer un chien de 7 à 8 kilogrammes en cinq minutes, alors que 2 grammes de chlorhydrate de morphine n'ont pas amené la mort d'un animal du même poids.

L'ordre de toxicité des divers alcaloïdes établi par Claude Bernard chez le chien est le suivant : 1° thébaïne ; 2° codéine ; 3° papavérine ; 4° narcéine ; 5° morphine ; 6° narcotine. Au sujet de cette classification, j'appelle votre attention sur la toxicité élevée qui a été reconnue à la codéine, que dans la pratique médicale beaucoup de médecins considèrent comme moins dangereuse que la morphine.

Rabuteau, qui a fait des expériences sur lui-même, donne un ordre de toxicité différent ; suivant lui, l'alcaloïde le plus toxique pour l'homme est la morphine ; puis viennent, par ordre de toxicité décroissante : la codéine, la thébaïne, la papavérine, la narcéine, la narcotine.

3° *Action convulsivante.* — L'opium a, je vous l'ai déjà signalé, des propriétés convulsivantes; mais tous les alcaloïdes ne possèdent pas cette propriété au même degré. La thébaïne, injectée à la dose de 1 centigramme à une grenouille fait éclater de violents accès tétaniques ; chez le chien, 5 centigrammes en injection intra-veineuse et 15 à 20 centigrammes en injection sous-cutanée entraînent la mort au milieu de crises convulsives, rappelant celles qui suivent l'injection de strychnine.

L'ordre d'action convulsivante des alcaloïdes est le suivant, d'après Claude Bernard : thébaïne, papavérine, narcotine, codéine, morphine.

4° *Variabilité de l'action.* — Avec les alcaloïdes de l'opium, il est nécessaire de tenir compte de l'*accoutumance* qui est considérable et très rapide ; de plus, il est utile de savoir que, suivant les espèces animales, il existe de très grandes variations dans la manière dont l'opium est supporté. Le Dr Guinard indique les doses suivantes comme étant toxiques par voie hypodermique (1) :

Le cheval	7 milligr.	par kilogr.
L'âne	9	—
Le bœuf	15	—
Le chat	40	—
Le chien	65	—
Le porc	200	—
La chèvre	400	—

On a recherché la cause de ces résistances différentes à l'action toxique. Il est vraisemblable qu'il ne s'agit pas d'une moindre impressionnabilité des cellules nerveuses, mais d'une destruction ou d'une modification de la substance toxique dans l'organisme, avant qu'elle ait pu atteindre les cellules sur lesquelles porte son action.

Ceci vient à l'appui des expériences de Roux et Borel (2). En injections hypodermiques, le lapin supporte 30 centigrammes de chlorhydrate de morphine ; mais si, au lieu de porter le poison sous la peau, on injecte *1 milligramme* dans le cerveau, les accidents toxiques se produisent presque immédiatement ; l'animal reste frappé de stupeur

(1) Guinard, *Étude expérimentale de pharmacodynamie comparée de la morphine et de l'apomorphine* (*Thèse de Lyon*, 1898).
(2) Roux et Borel, *Annales de l'Institut Pasteur*, avril 1898.

pendant vingt-quatre à trente heures; puis, et j'insiste sur ce point, il y a une phase d'amélioration très notable; enfin l'animal maigrit et meurt en quatre ou cinq jours.

La théorie de la phagocytose ne semble pas applicable au cas présent : les globules blancs, éléments de défense de l'organisme, sont paralysés par les alcaloïdes narcotiques de l'opium. Chez le cobaye morphinisé, les leucocytes semblent perdre pour un temps leurs mouvements amiboïdes; ils ne sortent plus des vaisseaux par diapédèse, ils sont plongés dans un état d'inaction physiologique qui les rend incapables d'exercer leur rôle habituel (1).

Il résulte d'expériences nombreuses que la morphine est un poison de l'écorce cérébrale. Les facultés psychiques, après avoir été un peu stimulées, sont abolies. Plus tard, la morphine agit sur le bulbe et sur la moelle. On constate toujours de la gêne respiratoire, de la dyspnée, due à la suppression de l'influence du cerveau sur le centre respiratoire et à l'action directe de la morphine sur ce centre, dont elle diminue l'activité : au moment de la mort, le malade est en état de cyanose asphyxique.

IV. ***Préparations pharmaceutiques d'opium.*** — L'opium est un précieux médicament, et, comme l'écrivait Sydenham, ce remède est si nécessaire à la médecine qu'elle ne pourrait absolument s'en passer, et qu'un médecin qui sait le manier, comme il faut, fait des choses surprenantes, et qu'on n'attendrait pas aisément d'un seul remède.

L'opium est employé dans toutes les pharmacopées. En France, l'opium et ses alcaloïdes sont compris au nombre des substances vénéneuses dont la vente est régle-

(1) Cantacuzène, *Annales de l'Institut Pasteur*, avril 1898.

mentée par la loi du 19 juillet 1845 et l'ordonnance du 29 octobre 1846.

L'*extrait gommeux d'opium*, qui est la base de la plupart des préparations d'opium, encore souvent nommé *extrait thébaïque*, est obtenu par macération de l'opium dans l'eau. L'extrait ainsi obtenu contient la plus grande partie des alcaloïdes ; il est deux fois plus actif que l'opium brut.

L'extrait gommeux d'opium entre dans la composition de plusieurs médicaments. Le sirop d'extrait d'opium, ou *sirop thébaïque*, contient 2 grammes d'extrait d'opium p. 1 000. Le *sirop de Karabé* est de composition identique, seulement on ajoute par litre 5 grammes de teinture de succin. Les *pilules de cynoglosse* contiennent 2 centigrammes d'extrait d'opium.

La *teinture d'opium* est préparée avec 1 partie d'extrait gommeux et 12 parties d'alcool à 60°.

Le *laudanum de Sydenham* est un vin d'opium composé de :

Opium	200
Safran	100
Cannelle	15
Girofle	15
Vin de Malaga	1 600

XXXIII gouttes pèsent 1 gramme. 4 grammes représentent 0gr.50 d'opium brut ou 0gr.25 d'extrait thébaïque.

Le *laudanum de Rousseau*, dont la formule est due à l'abbé Rousseau, médecin de Louis XIV, est un vin d'opium obtenu par fermentation. 200 grammes d'opium sont dissous dans 3 000 grammes d'eau ; on ajoute 600 grammes de miel blanc et 40 grammes de levure, et on expose le tout à une température constante de 25 à 30°, jusqu'à ce que la fermentation soit terminée ; on évapore ensuite jusqu'à réduction à 600 grammes, et on ajoute 200 grammes d'alcool.

XXXV gouttes de ce laudanum pèsent 1 gramme et 4 grammes représentent 1 gramme d'opium, 0gr,50 d'extrait thébaïque. Il contient donc exactement une fois plus d'opium que le laudanum de Sydenham.

Les *gouttes noires anglaises*, ou *Black Drops*, sont une solution de 100 grammes d'opium dans 600 grammes de vinaigre, dans laquelle on ajoute de la noix de muscade, du safran et du sucre ; puis on réduit le tout à 200 grammes, de sorte que cette préparation contient la moitié de son poids d'opium ; elle est donc quatre fois plus active que le laudanum de Sydenham.

L'élixir parégorique, très employé en Angleterre, est une *solution d'extrait d'opium*, d'acide benzoïque, de camphre et d'huile essentielle d'anis dans l'alcool à 60°. XLVIII gouttes représentent 1 gramme et 10 grammes représentent 0gr,05 d'extrait d'opium.

Parmi les *alcaloïdes*, trois seulement sont employés : la morphine, la narcéine et la codéine.

La *morphine* se présente sous forme d'une poudre blanche, cristallisée, de saveur très amère ; elle est très peu soluble dans l'eau, l'éther et l'alcool ; au contraire, ses sels sont très solubles.

Un centigramme de morphine correspond à 5 centigrammes d'extrait thébaïque, à 10 centigrammes d'opium brut, à XX gouttes de laudanum de Sydenham, à XII gouttes de laudanum de Rousseau et à 10 grammes d'élixir parégorique.

La *narcéine* est employée comme narcotique et antinévralgique à la dose de 2 à 10 centigrammes.

La *codéine* est surtout employée sous forme de sirop de codéine, qui contient 4 centigrammes de codéine pour 20 grammes de sirop.

V. ***Absorption et élimination*** (1). — Toutes les muqueuses absorbent la morphine : la muqueuse des voies digestives, la muqueuse pulmonaire, la muqueuse vaginale et urétrale. La peau intacte ne l'absorbe pas; au contraire, la peau dénudée de son épiderme, ou la peau dont l'intégrité a subi la moindre atteinte, par exemple une légère macération, devient apte à absorber rapidement la morphine. Dans l'estomac, l'effet de l'absorption est assez lent à se produire et varie d'un quart d'heure à une heure, suivant l'état de vacuité ou de plénitude de l'organe. L'absorption après injection dans le tissu cellulaire est beaucoup plus rapide; l'effet médicamenteux se produit de cinq à dix minutes après l'injection sous-cutanée. Quand on injecte dans les veines, l'action est plus rapide encore et se produit entre cinq et vingt secondes après l'injection.

L'*élimination* a donné lieu à quelques discussions.

La voie d'élimination la plus active est la voie rénale, mais elle n'est pas constante; elle varie suivant les individus et suivant la quantité de substance toxique ingérée. Quand on donne de l'opium en petite quantité pendant un temps limité, on trouve de la morphine pendant toute la durée de l'ingestion du médicament et même pendant un temps assez long, parfois quinze jours après la cessation du traitement. Cependant, dans certains cas, surtout lorsque la dose ingérée était considérable, les urines étaient diminuées comme quantité, et on n'y a retrouvé que très peu et même pas de morphine.

D'après Hitzig, la voie principale d'élimination de la morphine serait l'estomac et l'intestin ; cet auteur, à la suite d'expériences fort bien conduites, a conclu que la moitié de

(1) Je ne parlerai que de la morphine, le plus important et le plus employé des alcaloïdes de l'opium. Je signalerai en passant les particularités propres aux autres alcaloïdes.

la morphine injectée sous la peau se retrouve dans l'estomac. Les résultats obtenus par Hitzig sont en partie contredits par Binet, qui a étudié l'élimination de la morphine chez un chien qui avait une fistule gastrique; il a constaté l'élimination de la morphine par la muqueuse stomacale, mais en quantité bien moins considérable que celle qu'avait annoncée Hitzig. Nous devons faire remarquer que les conditions dans lesquelles se trouvaient placés les deux expérimentateurs ne sont pas identiques. Hitzig recueillait, à l'aide de la pompe stomacale, le contenu de l'estomac normal du chien, au lieu que Binet recueillait par la fistule un liquide stomacal provenant d'une muqueuse altérée par une inflammation ancienne; dans ces conditions, les sécrétions subissent des modifications profondes, et peut-être l'estomac a-t-il perdu en partie sa faculté éliminatrice.

La *peau* est également une voie d'élimination ; il semble en être de même de la *sécrétion lactée* ; quelques auteurs ont signalé des cas de mort de nourrissons à la suite de l'ingestion par la nourrice de très petites doses d'opium ou de morphine (1). D'autre part, il y a des cas très nombreux dans lesquels on n'a constaté aucun accident. L'opium étant extrêmement mal supporté par les enfants, je vous conseille, Messieurs, de ne pas administrer autant que possible de préparations opiacées aux nourrices; si, par hasard, vous êtes obligés d'en prescrire, faites-le avec la plus grande prudence.

Dans les cas d'intoxication lente, il y a *accumulation* de la morphine dans certains organes, principalement dans le foie, le cerveau, les reins.

Chez un morphinomane qui était mort subitement, ainsi que cela arrive quelquefois, alors qu'il était sevré de

(1) Tardieu, *Étude médico-légale et clinique sur l'empoisonnement*, 1875, p. 1043.

morphine depuis quinze jours, on trouva de la morphine dans le foie et en moindre quantité dans le cerveau et les reins.

Chez un autre morphinomane, mort dans les mêmes conditions treize jours après la cessation de l'usage de la morphine, on retrouva l'alcaloïde dans le cerveau, les reins, la rate et surtout le foie.

La recherche de la morphine dans un cadavre est souvent très difficile.

D'après quelques auteurs, parmi lesquels Orfila, la morphine résisterait assez longtemps aux altérations dues à la putréfaction.

Dragendorff a pu en découvrir, au bout de quelques semaines, dans des matières organiques en solution.

Tardieu et Roussin ont fait l'expérience suivante : 500 grammes de foie de bœuf divisé en morceaux très menus sont séparés en deux portions égales. L'une est additionnée de 50 centigrammes d'extrait d'opium et, dans l'autre, on n'ajoute rien : puis les deux masses sont abandonnées à la putréfaction pendant quarante-cinq jours. Au bout de ce temps, on put déceler facilement la morphine dans la portion où on avait ajouté de l'opium, et la seconde portion qui servit de témoin ne fournit aucune réaction (1).

Stas a trouvé de la morphine dans toutes les parties d'un cadavre inhumé depuis treize mois.

Enfin Taylor a retrouvé du méconate de morphine qu'il avait laissé, pendant quatorze mois, mélangé avec des matières putrescibles.

VI. **Étiologie des intoxications**. — 1° *Intoxication criminelle*. — Ainsi que je vous l'ai dit en commençant

(1) Houselot, *Thèse de Paris*, 1900-1901.

elle est très rare en France, puisque, en soixante ans, la statistique n'en mentionne que 22 cas, de 1825 à 1885, ce qui paraît tenir à ce que l'opium et ses alcaloïdes ont un goût extrêmement désagréable, qu'il est difficile de masquer.

L'affaire criminelle la plus retentissante d'empoisonnement par l'opium est celle de Castaing, un médecin, qui empoisonna, en 1823, un de ses amis, nommé Ballet, à l'hôtel de la Tête-Noire, à Saint-Cloud, avec de l'acétate de morphine dissous dans du vin chaud. Ballet trouva le vin si amer qu'il n'en but qu'une très petite partie ; il attribua cette amertume à un excès de jus de citron ajouté au vin. La nuit fut mauvaise, il y eut des coliques, des vomissements, de l'enflure des jambes. Le lendemain, Castaing administra à son ami une potion dans laquelle il fit entrer une dose considérable du même sel de morphine. Le malade eut quelques accidents nerveux et mourut dans le coma le lendemain. Castaing fut condamné et exécuté.

Chevallier a réuni plusieurs cas d'empoisonnement criminel opéré à l'aide de décoction de têtes de pavots, notamment celui d'une femme qui se débarrassait par ce moyen des enfants qui lui étaient confiés en sevrage (1).

Lewin a rapporté un cas de mort survenu chez un enfant d'un an qui avait absorbé une infusion de trois têtes de pavots. A cette occasion, il a fait des recherches expérimentales, et il a donné la mort à des veaux en mélangeant leur paille de têtes de pavots désséchées et concassées ; il a pu également empoisonner par le même moyen des canards. Il a constaté que ces animaux ne sont pas pris de sommeil ;

(1) Chevallier, *Vente libre des capsules de pavots et dangers qui peuvent en résulter* (*Ann. d'hyg. publ.*, 1869, 2e série, t. XXXI, p. 124).

au contraire, ils sont extrêmement excités, presque furieux, et ont des convulsions.

2° *Suicide*. — Le *suicide* par l'opium est plus fréquent que l'homicide; généralement, c'est le laudanum qui est employé; les désespérés croient, par l'emploi de l'opium, trouver une mort douce survenant pendant le sommeil. Il n'en est rien. Si X ou XV gouttes de laudanum provoquent le sommeil, 10 ou 15 grammes, — car ce sont de fortes doses qu'ingèrent les personnes qui veulent se tuer, — produisent de l'excitation, des convulsions, des vomissements; le malade garde toute sa connaissance.

On a signalé quelques cas de suicide, pour ainsi dire involontaire, de femmes qui avaient pris une forte dose d'opium pour se faire avorter.

En Angleterre, où la vente de l'opium et des préparations opiacées est libre, le suicide à l'aide de ces substances est beaucoup plus fréquent qu'en France, et le nombre des personnes ayant recours à ce moyen augmente chaque année. D'après Lewin, le nombre des cas de suicide aurait été de 114 en 1891, de 149 en 1892 et de 185 en 1894. Un grand nombre d'accidents auraient, parait-il, été occasionnés par un remède secret dont le principe actif est l'opium et qui est vendu sous le nom de *chlorodyne*.

3° *Empoisonnements accidentels*. — Ils sont de beaucoup les plus fréquents; ils ont une origine thérapeutique ou pharmaceutique.

Tout d'abord, Messieurs, je tiens à appeler votre attention sur la susceptibilité spéciale que présentent les enfants pour toutes les préparations opiacées. Je vous ai parlé déjà des tables de Gaubius et de celles de Young; j'y reviens, car on ne saurait trop insister quand il s'agit de détruire une erreur si profondément enracinée. Depuis près de deux siècles, Gaubius avait établi la dose maximum des médicaments de la manière suivante :

Adultes	1
Au-dessous d'un an	0,066 ou 1/15 0,082 ou 1/23
A deux ans	0,125 ou 1/8
A trois ans	0,166 ou 1/6
A quatre ans	0,25 ou 1/4
A sept ans	0,33 ou 1/3
A quatorze ans	0,50 ou 1/2
A vingt ans	0,66 ou 2/3

La table de Young a beaucoup d'analogie avec celle de Gaubius. On construit une fraction dont le numérateur est l'âge de l'enfant et le dénominateur ce même chiffre, auquel on ajoute systématiquement le nombre 12. Par exemple, pour un enfant de deux ans, la dose est de : $\frac{2}{2+12}=\frac{1}{7}$. A quatre ans, elle sera de $\frac{4}{4+12}=\frac{1}{4}$.

Ces tables, si elles expriment une part de vérité, n'ont aucune valeur en ce qui concerne l'administration des préparations opiacées chez les enfants, qui sont extrêmement sensibles à l'action de ces médicaments. Il en est même qui ne supportent pas la plus petite dose d'opium.

Chez les enfants, l'empoisonnement survient ou à la suite d'une erreur, ou après l'administration d'un médicament normalement prescrit.

Je ne sais pour quelle raison, Messieurs, il est un usage très répandu dans toutes les classes de la société, c'est que l'enfant qui vient de naître doit recevoir dès son entrée dans la vie un purgatif; à cet effet, on administre au nouveau-né une cuillerée de sirop de chicorée qui ne lui fait ni bien ni mal, sauf cependant, et c'est extrêmement fréquent quand la personne chargée de l'administration du médicament se trompe et, au lieu de sirop de chicorée, donne à l'enfant une cuillerée de laudanum. Le sirop de chicorée n'a avec le laudanum aucune ressemblance; malgré cela, l'erreur est très fréquente, et tous les médecins légistes ont été commis pour des cas de ce genre.

Dans un cas personnel, l'enfant était mort après avoir pris une cuillerée à café de laudanum; la sage-femme et le pharmacien furent condamnés pour infraction à la loi sur la vente des substances vénéneuses. La sage-femme avait écrit une ordonnance prescrivant du laudanum, et le pharmacien l'avait exécutée. Ce dernier prétendait que la sage-femme, depuis la loi de 1892, avait le droit de faire des ordonnances, ce qui n'est pas exact, puisque, ainsi que j'ai eu maintes fois l'occasion de le dire, la sage-femme, en vertu de l'article 4 de la loi du 30 novembre 1892, ne peut prescrire que les médicaments qui lui sont désignés par les arrêtés pris après avis de l'Académie de médecine. Actuellement, elles ne peuvent prescrire que l'ergot de seigle et le sublimé corrosif suivant la formule spéciale que je vous ai indiquée. La sage-femme et le pharmacien furent condamnés à 16 francs d'amende avec application de la loi de sursis. C'est évidemment peu de chose, mais le principe est sauvegardé (1).

Dujardin-Beaumetz avait un jour prescrit pour un enfant un suppositoire contenant 10 centigrammes de *chlorhydrate de quinine*. Ainsi que cela est maintes fois arrivé, le pharmacien lut *chlorhydrate de morphine*. Le suppositoire fut ainsi exécuté et donné à l'enfant, qui tomba bientôt dans un profond sommeil. L'entourage inquiet fit appeler Dujardin-Beaumetz, qui reconnut une intoxication morphinique. Le pharmacien fut averti, il reconnut son erreur; et on administra à l'enfant une médication énergique qui lui fit reprendre ses sens, mais ne put l'empêcher de succomber

(1) Pièce annexe n° 1.

après une courte période de rémission. Le pharmacien fut poursuivi, et on me demanda à l'audience si, bien qu'il eût commis cette erreur, j'aurais confiance en ce pharmacien, et si, le cas échéant, je lui confierais l'exécution d'une préparation médicamenteuse toxique. Je répondis que ce pharmacien était justement celui de ma famille, que l'erreur purement matérielle qu'il avait involontairement commise ne saurait autoriser à mettre en doute son savoir, et qu'en conséquence je continuerais à avoir toute confiance en lui. J'ajoutais que je considérais que cette malheureuse erreur garantirait qu'ultérieurement les ordonnances seraient exécutées par lui avec une attention encore plus scrupuleuse.

M. Vibert a été commis à l'occasion de la mort de trois nourrissons âgés de sept, cinq et trois jours, qui avaient succombé à la suite de l'absorption d'un biberon d'eau et de lait auquel on avait ajouté par erreur, au lieu d'un autre médicament, une demi-cuillerée à café d'une solution de chlorhydrate de morphine à 2 p. 100; ils moururent malgré tous les soins, six, quatorze et vingt heures après l'absorption du toxique (1).

M. G. Pouchet a rapporté l'observation d'un jeune enfant hérédo-syphilitique, auquel on donna, par erreur, au lieu de liqueur de Van Swieten, une cuillerée à café d'une solution de chlorhydrate de morphine au cinquantième. Malgré l'énormité de la dose, la mort ne survint qu'en trente-six heures, sans doute à cause des soins immédiats qui furent donnés (2).

L'empoisonnement d'enfants par les préparations médicamenteuses ordonnées par des médecins est très fréquent.

En 1879, j'ai été commis, avec Vulpian, dans le cas

(1) Vibert. *Précis de toxicologie médico-légale et clinique*, 1900, p. 617.
(2) G. Pouchet. *Ann. d'hyg. publique et de méd. légale*, 1895, 3e série, t. XXXIV, p. 83.

suivant : un médecin avait prescrit à un enfant atteint de rougeole la potion suivante :

Eau..................................	60 grammes.
Sulfate d'atropine.......	1 milligramme.
Sirop de morphine....................	20 grammes.

Une cuillerée à café toutes les deux heures.

L'enfant était tombé dans un profond sommeil et était mort après l'administration de deux cuillerées à café, soit après avoir absorbé 0gr,0009 de morphine. A l'autopsie, nous avons trouvé les lésions caractéristiques d'une broncho-pneumonie, et il arrive parfois, dans la broncho-pneumonie, que la mort survient dans l'état comateux. Nous avons conclu qu'il nous était impossible de savoir si la mort était due à une intoxication ou à la marche naturelle de la maladie, les lésions trouvées à l'autopsie étant suffisantes pour expliquer la mort sans mettre en cause l'intoxication.

Tous les auteurs ont cité des exemples de la susceptibilité des enfants pour les préparations opiacées. Taylor a signalé des cas de mort d'enfants ayant absorbé une cuillerée à café de *Godfrey's cordial*, qui contient 25 milligrammes d'opium pour 30 grammes. Dans un autre cas, un sixième de grain (0,011) a suffi pour entraîner la mort. On a rapporté des cas de mort à la suite de l'absorption, par de jeunes enfants, de potions contenant XII gouttes de laudanum de Sydenham ; dans un autre cas, il s'agissait d'un enfant de neuf mois ; la potion contenait IV gouttes de laudanum de Rousseau. Une nourrice ayant donné à un enfant de quelques semaines une potion ne renfermant que II gouttes de laudanum, l'enfant fut trouvé, cinq heures plus tard, dans un état de narcotisme complet ; malgré une courte rémission, il succomba en douze heures (1). M. Vibert a été commis à l'occasion de

(1) Tardieu, *Étude médico-légale et clinique sur l'empoisonnement*, 1875, p. 1047.

poursuites exercées contre un pharmacien qui, de sa propre autorité, avait donné, pour une petite fille de neuf mois atteinte de rougeole, une potion contenant 80 grammes de sirop de tolu et 1 centigramme de chlorhydrate de morphine. Après avoir pris deux cuillerées à soupe, c'est-à-dire environ 5 milligrammes de morphine, l'enfant tomba dans le coma, eut des convulsions, de la cyanose et mourut en vingt heures (1).

En 1895, je fus commis avec MM. Gab. Pouchet et Laugier, à l'occasion de l'empoisonnement d'un enfant de trente mois par la morphine (2). Le médecin avait prescrit à l'enfant un vomitif composé de tartre stibié et ipéca. Les vomissements ayant été très violents, il ordonna une potion étrange dont voici la formule :

Bromure de potassium..........	60 centigrammes.
Iodure de sodium...............	25 —
Chlorhydrate d'ammoniaque.....	50 —
Teinture de digitale............	IV gouttes.
Salicylate de soude.............	25 centigrammes.
Nitrate de potasse..............	25 —
Sirop d'écorces d'oranges amères.	30 grammes.
Eau de fleurs d'oranger.........	30 —

Le pharmacien prétendit qu'il n'était pas écrit *chlorhydrate d'ammoniaque*, mais *chlorhydrate de morphine*, et il ajoutait qu'il n'avait incorporé à la potion, trouvant la dose exagérée, qu'une quantité de morphine dix fois moindre que celle qui avait été prescrite. Le pharmacien, Messieurs, pouvait véritablement invoquer les circonstances atténuantes, car il nous fut impossible de déchiffrer sur l'ordonnance originale le mot *ammoniaque* ; il est vrai que nous n'avons pas davantage lu *morphine*. M. Gobert, expert

(1) Vibert, *Précis de toxicologie médico-légale et clinique*, 1900, p. 624.

(2) P. Brouardel, G. Pouchet et M. Laugier, *Empoisonnement d'un enfant par le chlorhydrate de morphine. Rapports médico-légaux* (*Ann. d'hyg. publique et de médecine légale*, 3e série, 1896, t. XXXVI, p. 193).

en écritures, fut, ainsi que nous, incapable de déchiffrer la prescription du médecin. L'affaire se termina par la condamnation du pharmacien et du médecin.

Messieurs, je l'ai souvent dit et je le répète encore, écrivez toujours lisiblement vos ordonnances. Il est un autre défaut contre lequel je tiens à vous mettre en garde : ne formulez jamais des ordonnances compliquées où entrent quatre ou cinq substances actives ; il nous est parfois difficile de surveiller l'action physiologique d'une substance unique, comment peut-on démêler les effets produits par chaque médicament dans une association aussi hétéroclite que celle que j'ai mis sous vos yeux. Non seulement, dans ces conditions, il est impossible de surveiller l'action du médicament, mais il est impossible au médecin de savoir au juste ce qu'il ordonne, car souvent les substances entrant dans la composition du médicament réagissent les unes sur les autres, se combinent ou se précipitent, et l'action thérapeutique peut être absolument déviée.

J'ai eu l'occasion d'être commis à l'occasion de la mort d'un enfant de seize mois atteint de rougeole ; le médecin avait fait la prescription suivante :

Alcoolature de racine d'aconit......	XII gouttes.
Teinture de belladone..............	X —
Sirop de codéine....................	15 grammes.
Sirop de fleurs d'oranger..........	40 —
Eau de tilleul......................	40 —

Une cuillerée à café toutes les heures.

Chaque cuillerée à café contenait trois quarts de gramme de sirop de codéine, puisque la potion entière fait à peu près douze cuillerées. L'enfant tomba dans le coma dès la seconde cuillerée et mourut.

Je désire, Messieurs, que vous vous souveniez de ces exemples ; rappelez-vous que les enfants, surtout les nouveau-nés, ne supportent pas la plus petite dose d'opium. Pendant le premier mois, abstenez-vous; quand l'enfant est plus âgé, si vous prescrivez une médication opiacée, ne le faites qu'avec la plus grande prudence et surveillez attentivement l'action du médicament.

Ce n'est pas seulement chez les enfants que les préparations opiacées ont occasionné des graves accidents, mais aussi chez les adultes. Dans une affaire qui s'est passée dans le département du Tarn, un malade mourut après avoir fait usage de deux suppositoires contenant chacun $0^{gr},10$ de morphine. Je puis vous citer le cas d'un médecin légiste qui reçut la visite d'une malade qui souffrait de névralgie, à laquelle il fit, dans son cabinet, une piqûre de morphine; elle perdit connaissance, et ce n'est qu'à grand'peine qu'on parvint, après trois heures et demie ou quatre heures, à la faire revenir à elle. Cependant la piqûre avait été bien faite; l'injection avait-elle pénétré dans le tissu cellulaire ou dans une veine, je n'en sais rien. Je ne pense pas, toutefois, Messieurs, que lorsqu'un malade se trouve mal, il faille systématiquement mettre cette indisposition sur le compte d'une intervention médicale ou chirurgicale. Je vous ai cité, à propos de l'exercice de la médecine, des cas dans lesquels la mort subite par syncope est survenue avant toute intervention chirurgicale (1).

Quand il s'agit d'injections de morphine, j'ai déjà eu l'occasion de vous signaler que les accidents surviennent plutôt dans la clientèle urbaine qu'à l'hôpital, et cependant, en ville, l'injection est le plus souvent faite par le médecin lui-même, alors qu'à l'hôpital on laisse ce soin aux surveillantes ou aux infirmières. Cela tient, vous ai-je dit et j'y reviendrai

(1) P. Brouardel, *Asphyxie par les gaz et les vapeurs*, p. 184.

encore à propos de la cocaïne, à ce qu'en ville on pratique souvent l'injection, le malade étant assis ou debout, alors qu'à l'hôpital le malade est habituellement couché. Je vous conseille donc, quand vous pratiquez une injection hypodermique, de toujours faire coucher le malade, de veiller à ce qu'il n'y ait aucune constriction, au niveau du cou et de la ceinture; en agissant ainsi, vous vous éviterez bien des ennuis, celui notamment d'aller prévenir le commissaire de police que vous avez un cadavre dans votre cabinet; vous pouvez être assurés, surtout, s'il s'agit d'une femme, qu'il y aura toujours dans le voisinage quelque personne charitable qui s'efforcera de donner à l'événement une interprétation désobligeante.

Si j'insiste sur ces faits, c'est qu'ils sont relativement fréquents. En voici un double exemple : il y a quelques années, dans une localité des environs de Paris, le même jour, deux médecins eurent chacun un client, l'un un homme, l'autre une femme, qui moururent subitement après l'injection de 1 centigramme de chlorhydrate de morphine. Cette coïncidence émut fort le parquet, qui ouvrit une enquête à l'effet de savoir si un pharmacien de la localité n'avait pas commis une erreur. Or les solutions étaient absolument normales, titrées suivant l'usage à 1 centigramme par centimètre cube : l'une avait été exécutée dans une pharmacie de Paris, l'autre par le pharmacien de la localité, et les médecins s'étaient déjà servis de ces solutions pour d'autres malades qui n'avaient éprouvé aucun inconvénient.

Dans le cas d'intoxication de l'adulte par voie gastro-intestinale, il s'agit le plus souvent d'une erreur de médicament, en voici un exemple :

Un médecin ordonne à un malade deux cachets de bromhydrate de quinine, l'un de 80 centigrammes à prendre le soir, l'autre de 60 centigrammes à prendre le lendemain. Le premier cachet est ingéré à sept heures du soir ; une demi-heure plus tard, le malade est pris d'étourdissements, de délire, d'agitation, comme s'il était ivre; puis survient de la torpeur ; il tombe dans le coma et meurt à quatre heures et demie du matin. Le pharmacien avait donné du bromhydrate de morphine au lieu de bromhydrate de quinine, il fut poursuivi et condamné.

Quelquefois, Messieurs, on incrimine à tort la morphine. Je vous ai déjà signalé le cas d'un jeune médecin qui, partant de Paris un peu souffrant, mourut en arrivant à destination, dans le cabinet même du chef d'une gare de banlieue.

Ce jeune homme avait contracté une assurance sur la vie, et son frère, son héritier, vint très honnêtement faire part des scrupules que faisait naître en son esprit la mort subite de son frère. On apprit ainsi que ce jeune homme, souffrant depuis longtemps, avait l'habitude de se faire des injections de morphine, et on pouvait se demander si la mort soudaine ne pouvait pas être due à l'injection d'une dose trop élevée. L'autopsie montra que ce jeune homme présentait un rétrécissement cylindrique du côlon descendant suffisant pour expliquer la mort.

Il y a quelques années, à Aubusson (1), une malade âgée de vingt-sept ans reçoit d'une garde-malade, à dix heures du matin, une injection de morphine de 1 centigramme ; elle tombe peu après dans le coma. Un médecin fut appelé, émit des doutes sur l'opportunité de cette injection, la malade succomba à onze heures du soir. On pensa qu'il y avait eu erreur de la part du pharmacien. L'autopsie permit de constater la présence d'une méningite suppurée. Les lésions étaient bien suffisantes pour expliquer le coma et la mort. De plus, on avait noté que

(1) Pièce annexe n° 2.

les pupilles de la malade étaient extrêmement dilatées : or, dans l'intoxication par l'opium, les pupilles sont toujours contractées. Enfin la médication qui avait été instituée par le médecin était absolument normale, et vous savez tous que la morphine en injections hypodermiques est d'un usage courant pour atténuer les cruelles douleurs de la méningite.

Voici un autre exemple (1) : à Paris, un médecin de nuit est appelé auprès d'un malade qui étouffe ; pensant à un accès de dyspnée cardio-vasculaire, il fait une injection de morphine ; la respiration étant toujours pénible, trois quarts d'heure plus tard le médecin pratique une nouvelle injection ; le malade tombe dans le coma et meurt. Des poursuites furent engagées. A l'autopsie, nous avons trouvé des lésions rénales manifestes, prouvant que le malade était atteint d'atrophie rénale, il avait succombé à une atteinte de coma urémique. On peut objecter que le médecin aurait pu reconnaître, par l'analyse des urines, que ce malade était atteint de néphrite (2). C'est exact, Messieurs ; mais je crois cependant qu'en l'espèce l'on ne peut adresser de reproche à un médecin subitement appelé la nuit, au chevet d'un malade qu'il ne connaît pas, qui étouffe et qui réclame un soulagement immédiat. Dans ces conditions, le médecin est bien excusable de ne faire que de la médecine symptomatique.

Je vous signalerai encore le cas d'une malade qui mourut subitement à la suite d'une injection de morphine faite au cours d'une crise de coliques hépatiques ; l'autopsie montra que la mort était le fait de la colique hépatique et non de la médication. La mort subite dans la lithiase biliaire est un fait rare sur lequel j'appelle votre attention, car, dans ce cas,

(1) Pièce annexe n° 2.
(2) Pièce annexe n° 3.

l'entourage du malade est naturellement porté à accuser la médication de la mort du malade, alors que c'est l'intensité de la douleur, le spasme, qui provoque la mort par inhibition.

VII. ***Doses toxiques***. — Les *têtes de pavots* peuvent occasionner des accidents mortels, surtout chez les enfants à qui des nourrices peu scrupuleuses administrent de la décoction de têtes de pavots comme soporifique et calmant. C'est un moyen qui était si fréquemment employé en Autriche que le Code pénal en considère l'emploi comme un délit. Il faut se souvenir que la toxicité des têtes de pavots est variable suivant le moment où elles ont été récoltées. Celles qui ont été cueillies vertes et n'ont pas subi la saignée sont de beaucoup les plus actives. Lederer a signalé la mort, en une heure, d'un enfant d'un an auquel on avait fait boire une décoction de trois têtes vertes de pavots (1). Koch a vu la mort survenir après la dose beaucoup moindre de deux cuillerées à soupe d'une décoction de deux têtes de pavots (2). Wendt a signalé un cas de tolérance remarquable : un enfant de six mois aurait eu la vie sauve après avoir absorbé une décoction de vingt têtes de pavots (3).

Lewin rapporte qu'il est arrivé assez fréquemment que des animaux ont été victimes d'intoxications par des têtes de pavots; ce sont presque toujours des bœufs ou des veaux, qui ingèrent de la paille hachée à laquelle se trouve accidentellement mêlées des têtes de pavots desséchées et réduites en petits fragments. Comme symptômes, ces animaux présentaient une excitation pouvant aller jusqu'à la fureur et de la rétention d'urine. Il paraît également que

(1) Lederer, *Wiener med. Presse*, 1866, p. 378.
(2) Koch, *Rust's Magazin*, Bd. L, 1837, p. 151.
(3) Wendt, *Gerson's Magazin*, Bd. VI, p. 71.

des canards qui avaient avalé des têtes de pavots vertes furent rapidement intoxiqués (1).

La dose d'opium habituellement mortelle pour un adulte est de 1 à 2 grammes.

Taylor donne comme la plus petite dose d'opium solide ayant occasionné la mort deux grains et demi, soit 0gr,013, d'extrait d'opium correspondant à quatre grains d'opium. Il s'agit d'un homme de trente-deux ans qui mourut très rapidement dans une crise convulsive après avoir pris deux pilules contenant chacune un grain un quart d'extrait d'opium. La plus petite dose mortelle de teinture qu'il ait trouvée est de 4 drachmes, 15gr,85 (2).

Chez l'adulte, la morphine à la dose de 5 à 6 centigrammes peut entraîner des accidents graves, et 10 à 20 centigrammes peuvent occasionner la mort. Les sels de morphine sont plus toxiques que l'alcaloïde lui-même, et 10 centigrammes de chlorhydrate de morphine ont été suffisants pour entraîner la mort. Bien entendu, ainsi que dans les autres intoxications, le mode d'ingestion a une grande influence ; la dose et la durée de la survie varieront suivant que le poison a été administré en une seule fois ou en doses fractionnées, ou suivant qu'il a été pris par la voie buccale ou en injections sous-cutanées.

Des faits qu'il lui a été donné d'observer, aussi bien que des résultats expérimentaux obtenus sur les animaux, M. G. Pouchet croit que l'on est en droit de fixer la dose mortelle de morphine à 1 milligramme par kilogramme pour l'homme, à la condition que cette dose soit absorbée en une fois, par un sujet non accoutumé à la morphine. La dose toxique mortelle par la voie hypodermique serait donc de 6 à 7 centigrammes pour un adulte

(1) Lewin et G. Pouchet, *Traité de toxicologie*, 1903, p. 580.
(2) Taylor, *Traité de toxicologie*. Traduction Coutagne, 1881, p. 179.

Pour les animaux, la dose mortelle par voie hypodermique est : pour le cheval, de 7 milligrammes par kilogramme ; pour l'âne, 9 milligrammes ; le bœuf, 15 milligrammes ; le chat, 40 milligrammes ; le chien, 65 milligrammes ; le porc, 200 milligrammes ; la chèvre, 400 milligrammes.

M. Vibert (1) a vu une femme mourir à la suite de l'injection sous-cutanée de 12 centigrammes de chlorhydrate de morphine. Il s'agit d'une femme qui avait antérieurement supporté, sans aucun trouble, des injections de 2 centigrammes de morphine ; souffrant de coliques hépatiques, on lui fit une injection de 6 centigrammes, et, quelques heures plus tard, alors qu'elle ne présentait aucun symptôme d'intolérance, une nouvelle injection avec une dose identique. Elle s'endormit presque aussitôt et tomba peu à peu dans le coma, et, en dépit de toute médication, elle succomba en trente heures.

Les doses toxiques et mortelles que je viens de vous indiquer ne sont que des moyennes, et la susceptibilité individuelle joue dans cette intoxication un rôle très considérable.

Taylor a vu la guérison survenir après l'ingestion de 40, 100 et même 160 grammes de teinture d'opium sans que cette dose énorme de poison ait provoqué de vomissements.

Dubay a rapporté le cas d'un médecin qui prit pour se suicider 75 centigrammes de morphine ; il a noté lui-même les accidents suivants : après trois minutes, accélération du pouls ; après cinq minutes, tuméfaction de la face, fourmillements, irrégularités du cœur. Au bout de dix minutes, il avait des étourdissements, des bourdonnements, de la torpeur. Plus tard survint un sommeil agité, et ultérieure-

(1) Vibert, *Précis de toxicologie clinique*, 1900, p. 622.

ment de la parésie de la paroi abdominale et des muscles de la vessie. La guérison fut complète en huit jours (1).

Les individus qui ont ainsi supporté impunément des doses exagérées d'opium étaient à jeun. M. G. Pouchet donne de ce fait l'explication suivante, qui lui a semblé confirmée par les expériences : quand on administre une dose considérable, exagérée, d'opium, l'absorption est pour ainsi dire suspendue, et, longtemps après l'ingestion du toxique, on en retrouve la plus grande partie dans l'estomac. M. Pouchet en fournit un exemple démonstratif. A deux heures du matin, un homme absorbe dans un but de suicide 60 grammes de laudanum de Sydenham, dose évidemment plus que mortelle. Cet individu est transporté à l'hôpital, et, à huit heures du matin, on pratique le lavage de l'estomac. On extrait au moyen de la pompe stomacale un liquide fortement coloré par le safran qui existe dans le laudanum de Sydenham, et l'essai colorimétrique permet d'évaluer à 45 grammes la quantité de ce liquide existant encore dans l'estomac. En six heures, le quart seulement du laudanum ingéré avait été absorbé, et c'est évidemment à cette très faible absorption que cet individu a dû de pouvoir être rappelé à la vie (2).

L'*accoutumance* à l'opium et à ses sels est extrêmement rapide ; il y a des morphinomanes qui s'injectent chaque jour de 6 à 10 grammes de chlorhydrate de morphine, et il est des individus qui prennent chaque jour de 5 à 30 grammes d'opium et jusqu'à 100 grammes de laudanum de Sydenham. Cependant cette tolérance a des limites et Demontporcelet (3) rapporte l'exemple suivant :

(1) *Ann. d'hyg. publique et de méd. légale*, 3e série, 1886, t. XVI, p. 278.
(2) G. Pouchet, *Pharmacodynamie*, 1901, p. 780.
(3) Demontporcelet, *De l'usage quotidien de l'opium*. Thèse de Paris, 1874.

Un homme âgé de quarante ans, habitué depuis dix-neuf ans à l'usage de l'opium, dont il consommait quotidiennement 6 grammes, s'étant un jour refroidi à la chasse, tripla sa dose journalière pour combattre le malaise qu'il ressentait. Il fut pris d'une contraction du bras gauche, de violentes douleurs à l'épigastre, éprouva de la chaleur à la tête, des éblouissements et s'évanouit pendant une demi-heure. Il fut pris ensuite d'accès convulsifs se renouvelant sans cause appréciable, qui soulevaient tout le corps et lui occasionnaient de vives douleurs. Il n'y eut ni somnolence ni délire, mais une très vive agitation; il eut ensuite des vomissements et de la diarrhée. Au bout de cinq heures, tout cessa et fut remplacé par un état de prostration qui n'empêchait cependant pas le malade de ressentir ses douleurs et de répondre aux questions qui lui étaient posées. Il guérit rapidement.

Je vous ai déjà longuement parlé de l'influence de l'*âge*. Vous vous souvenez que les enfants font preuve d'une intolérance extrême : on a signalé chez les enfants des cas de mort à la suite de l'ingestion de $0^{gr},005$ d'opium, de II gouttes de laudanum de Sydenham.

Vibert a été appelé à pratiquer l'autopsie d'un enfant de neuf mois auquel, pour de l'agitation au cours de la rougeole, un pharmacien avait administré, sans ordonnance de médecin, une potion contenant 80 grammes de sirop de tolu et 1 centigramme de chlorhydrate de morphine. L'enfant ne prit que deux cuillerées à soupe de cette potion à deux heures d'intervalle, soit environ 4 milligrammes; puis il tomba dans le coma, eut des convulsions, de la cyanose et mourut en vingt heures.

Cependant, si l'intolérance est la règle chez les enfants, il existe des exceptions. Plum rapporte qu'un enfant de treize jours guérit après avoir ingéré une cuillerée à café de teinture d'opium.

L'*influence des maladies* sur la tolérance des personnes à l'opium est très curieuse. Il y a longtemps que Sydenham l'avait notée : « La dose du remède doit être mesurée et répétée proportionnellement à l'intensité des symptômes. Une dose suffisante pour calmer un symptôme faible ne le sera plus assez pour calmer un symptôme violent, et celle qui, dans certains cas, mettrait la vie du malade en danger l'arrachera dans un autre à une mort certaine. »

Aux maniaques et aux tétaniques, on a pu donner d'emblée de 1 à 2 grammes d'opium et arriver progressivement à la dose de 10 grammes. Dans le tic douloureux de la face, les malades supportent facilement la dose quotidienne de 2 grammes d'opium. Dans la chorée, Trousseau donna à un malade, dès le début, 20 centigrammes de sulfate de morphine, puis arriva rapidement à la dose de 1gr,50, qui fut maintenue pendant trois jours. Toutes les fois qu'il existe des douleurs intenses, les malades arrivent à supporter des doses énormes d'opium. L'un des cas les plus curieux est rapporté par Trousseau (1).

Il s'agit d'un malade, qui, pour des douleurs ostéocopes excessives, était arrivé à boire de *200 à 250 grammes de laudanum de Rousseau*.

« Il le buvait devant moi, à plein grand verre, dit Trousseau. Ce malheureux homme me racontait qu'étant à Enghien, les eaux sulfureuses avaient tellement exagéré ses douleurs que, pour mettre un terme à ses souffrances, il résolut de s'empoisonner. A cet effet il prit *750 grammes de ce laudanum de Rousseau*, c'est-à-dire 75 grammes d'extrait gommeux d'opium... *Il dormit trois heures !* »

(1) Trousseau, *Clinique médicale de l'Hôtel-Dieu de Paris*, t. II, 1868, p. 251.

VIII. *Symptômes.* — Au point de vue médico-légal, trois symptômes dominent l'intoxication par l'opium : le coma, l'excitation et les rémissions.

Forme foudroyante. — Dans cette forme, décrite par Tardieu, l'ingestion du poison est presque immédiatement suivie d'un sommeil comateux, avec respiration stertoreuse et dilatation pupillaire. Les malades ne sortent pas du coma et meurent dans un temps variant de trois quarts d'heure à deux heures. La mort est quelquefois, mais rarement, précédée de quelques convulsions.

Forme aiguë. — Les premiers symptômes de l'intoxication paraissent d'une demi-heure à une heure après l'ingestion. Le début est plus rapide quand il s'agit de sels de morphine que lorsqu'il s'agit d'opium, et il est plus rapide encore quand la morphine est administrée sous forme d'injection hypodermique. Dans ce dernier cas, les symptômes arrivent très rapidement à leur maximum de gravité.

Dans des cas extrêmement rares, le début a été très retardé. D'après Taylor, le Dr Edward de Liverpool aurait vu une dame qui, ayant avalé à jeun 45 grammes de laudanum, n'éprouva les premiers symptômes de l'intoxication qu'au bout de quatre heures et demie et survécut pendant vingt-deux heures.

Quand la dose ingérée n'a pas été excessive, il y a un peu d'agitation sans délire, le malade est loquace ; il existe de l'hyperesthésie sensorielle qui fait que le moindre bruit, une lumière un peu vive, sont fort pénibles. Bientôt il y a de la lourdeur de tête, des vertiges, une sensation de chaleur sur tout le corps, de la sécheresse de la bouche et de la peau. Parfois, mais d'une façon moins fréquente, il y a des démangeaisons, des sueurs, des nausées, des vomissements.

Tous ces symptômes, qui constituent la *première période*, peuvent manquer.

La *deuxième période* est caractérisée par la somnolence, qui est parfois absolument paisible ; la sensibilité cutanée diminue et finit par s'éteindre complètement, ainsi que la sensibilité sensorielle. Rien ne peut tirer le malade de son profond sommeil, qui devient un véritable coma, au cours duquel la mort peut survenir sans que la personne intoxiquée se soit réveillée.

Les pupilles sont très rétractées et insensibles à la lumière ; quelquefois elles sont dilatées pendant la période terminale. Taylor a signalé un cas exceptionnel dans lequel une pupille était dilatée et l'autre contractée.

Dans les cas graves, la *respiration* se ralentit : il n'y a plus que huit, cinq et même quatre respirations par minute, même dans les cas où la guérison peut survenir.

Au début, les inspirations sont régulières ; mais il y a bientôt des arrêts, des pauses, pendant lesquelles le malade se cyanose, puis survient une grande inspiration suivie de quelques autres d'une moins grande amplitude : c'est la respiration type de Cheyne-Stokes.

Au début, les battements du *cœur* rapides, et les pulsations dures et régulières atteignent cent vingt à cent trente par minutes. Dans les cas graves, le pouls devient petit, irrégulier, se ralentit, et le cœur s'affaiblit ; même il peut cesser de battre brusquement et sans retour, sans que son fonctionnement ait jusqu'à ce moment fait prévoir une terminaison aussi rapide.

Le *visage* est congestionné ; mais, à mesure que le nombre des mouvements respiratoires diminue, les plaques de cyanose augmentent peu à peu. La peau est couverte de sueurs profuses et la température s'abaisse.

Les *urines* sont diminuées de volume, et parfois il existe

de la rétention. Cette rétention doit être attribuée, suivant M. G. Pouchet, à l'obtusion de la sensibilité des nerfs cérébro-rachidiens du col de la vessie. La sensation du besoin d'uriner ne se faisant plus sentir que d'une façon plus ou moins vague, et en tout cas fort atténuée, le réflexe qui provoque à vider la vessie n'est plus aussi obligatoire pour l'individu (1).

Les *convulsions* sont très fréquentes chez les enfants ; au contraire, chez l'adulte, on ne les voit guère survenir qu'à la période terminale ; elles se limitent le plus souvent aux yeux, aux muscles du visage ou de la nuque ; cependant, dans certains cas, on a vu survenir de véritables accès tétaniques.

Il paraît, d'après Lewin, que chez les nègres et les Malais les convulsions et le délire sont la règle.

La *mort* est rapide *chez les enfants*. Chez des enfants au-dessous de un an, Vibert a vu la mort survenir en moins de 24 heures huit fois ; une fois en six heures, une fois en quatorze heures et une fois en vingt heures.

Chez l'adulte, on a signalé, mais ce sont des cas exceptionnels, la terminaison fatale en une ou deux heures ; plus souvent la survie est de cinq à six heures ; le plus ordinairement la mort arrive entre vingt et trente heures.

La *guérison* peut survenir, même lorsque le malade est resté plongé pendant plusieurs heures dans le coma. La respiration devient plus fréquente et plus régulière ; le pouls est régulier et plus ample ; les réflexes et la sensibilité réapparaissent en même temps que l'intelligence.

Au cours de la *convalescence*, qui est pénible, on note des vertiges, de la paresse intellectuelle, ainsi qu'une cécité et une aphasie temporaires ; il existe du myosis, de la constipation, des vomissements, de la dysurie, avec rétention d'urine et

(1) G. Pouchet, *Leçons de pharmacodynamie et de matière médicale*, 1901, p. 580.

albuminurie. La glycosurie, preuve des troubles qu'a subis le foie sous l'influence de l'opium, est la règle. Assez souvent paraissent des éruptions cutanées, accompagnées de très vives démangeaisons.

Formes anormales. — Plus souvent que ne l'ont dit Vibert et Lewin, l'intoxication par l'opium présente des *rémissions*. Le malade, tombé dans le coma parfois depuis plus de vingt-quatre heures, reprend ses sens pendant plusieurs heures, semble sauvé, puis brusquement il retombe dans le coma. Il peut y avoir deux ou trois rechutes avant la terminaison fatale ou la guérison. M. Vibert pense que ces rechutes tiennent à une nouvelle pénétration du poison qui, resté inerte dans une partie du tube digestif, trouve à certains moments des conditions favorables à son absorption. Il faut que vous connaissiez la possibilité de ces rémissions, d'une part, pour ne pas donner à la famille de l'intoxiqué, un espoir qui serait déçu dans quelques heures, d'autre part parce que, en justice, on pourra vous demander si l'aggravation n'a pas été consécutive à l'ingestion d'une nouvelle dose de poison.

Dans certains cas, au moins pendant les huit à douze premières heures, la somnolence fait défaut et est remplacée par une vive excitation, au cours de laquelle le malade a du délire et des hallucinations terrifiantes de la vue et de l'ouïe.

Enfin, Messieurs, je vous signalerai en terminant la possibilité de la mort subite à un moment quelconque de l'intoxication, parfois plusieurs heures après que le malade sorti du coma semble en voie de guérison. Taylor a rapporté l'observation d'un homme qui, après avoir pris une forte dose d'opium, n'eut qu'un peu de faiblesse sans coma, et qui cependant mourut subitement dix heures plus tard.

alors qu'il s'habillait et que tout le monde le tenait pour guéri.

IX. **Diagnostic.** — Le coma, qui est la caractéristique de l'intoxication par l'opium, se distingue du coma urémique et diabétique en ce qu'il ne survient pas brusquement. Le malade commence par avoir de la somnolence, l'intelligence restant intacte, il peut parler, répondre aux questions, pour peu qu'on force son attention; ce n'est qu'au bout d'un temps plus ou moins long qu'il devient complètement insensible.

Dans l'intoxication morphinique, les pupilles sont très contractées, les sclérotiques sont ordinairement injectées. Dans l'urémie, on a noté également le myosis, et Bouchard a fait remarquer que le rétrécissement pupillaire est la mesure du degré de l'intoxication urémique; cependant, dans l'urémie, le myosis atteint rarement l'intensité que l'on trouve dans l'intoxication par l'opium.

Un autre signe est le ralentissement de la respiration et l'apparition de la cyanose par plaques circonscrites.

Enfin, quand l'intoxication est due au laudanum et qu'il y a des vomissements, on peut reconnaître la couleur et l'odeur de cette préparation.

X. **Anatomie pathologique.** — 1° *Lésions anatomiques.* — Dans le *tube digestif*, l'opium et ses sels ne laissent aucune trace, sauf le laudanum, qui, grâce au safran qui entre dans sa compositon, teint en jaune les muqueuses de la bouche, du pharynx, de l'œsophage et de l'estomac. Tourdes a signalé chez un individu qui avait absorbé une dose relativement faible de laudanum, à laquelle il avait cependant succombé, la coloration de toute la muqueuse du tube digestif, depuis la bouche jusqu'à 2 centimètres du pylore.

L'odeur propre à l'opium peut également être reconnue; mais, pour cela, il faut que la mort soit rapide et que l'autopsie l'ait suivie de près. Dans certains cas, Lewin et Hoffmann ont pu retrouver dans le tube digestif des débris de tête de pavots.

Les *poumons* sont extrêmement congestionnés, gonflés de sang noir liquide ; assez souvent il existe des infarctus et de l'œdème pulmonaire.

Dans le *cœur*, on trouve parfois de gros caillots fibrineux, qui se sont formés au moment de l'agonie, qui est généralement peu prolongé.

L'*encéphale* est congestionné, il existe des petits noyaux hémorragiques dans la substance cérébrale même et à la surface des méninges ; on constate également un épanchement séreux dans les ventricules cérébraux et dans la cavité de l'arachnoïde.

Chez l'enfant, les lésions cérébrales sont peu accentuées. Vibert signale toutefois le cas suivant : une fillette de neuf mois avait la diarrhée, on lui prescrivit une potion qui devait contenir *II gouttes* de laudanum de Sydenham. Au lieu de II gouttes, le pharmacien en mit *2 grammes*. Pendant la nuit, l'enfant prit quatre cuillerées à café de la potion, et elle mourut la nuit suivante, après avoir présenté du coma, des convulsions et du rétrécissement pupillaire. A l'autopsie, on trouva le cerveau congestionné présentant des petits foyers hémorragiques dans les méninges et les corps opto-striés ; en outre, dans le lobe occipital gauche, au milieu de la substance blanche, il y avait un épanchement de sang coagulé du volume d'un haricot ; il en existait aussi un plus petit dans le lobe occipital droit.

Cette congestion et ces lésions ne sont pas constantes.

2° *Recherches chimiques et physiologiques.* — Les recherches chimiques sont très souvent négatives.

Tardieu, après Orfila, professait que les alcaloïdes de

l'opium étaient facilement retrouvés même au sein des organes et des tissus envahis par la putréfaction, et il avait fait sur ce point des expériences qu'il considérait comme concluantes. Suivant Ogier (1) : « La morphine résiste mal à la putréfaction. D'après Tardieu, cependant on a pu retrouver la morphine sans difficulté dans du foie de bœuf additionné de 1/500 d'extrait d'opium et abandonné à la putréfaction pendant quarante-cinq jours. Dans les expériences de J. Dié, on n'a pas constaté la morphine dans du bouillon soumis à la putréfaction pendant un an. Il m'est arrivé plusieurs fois de ne pas retrouver la morphine dans des viscères qui en avaient contenu sûrement, et qui avaient été putréfiés pendant quinze jours à un mois ; il paraît donc que, dans certaines conditions, la morphine disparaît plus vite que ne l'indiqueraient les observations ci-dessus. »

Les recherches physiologiques ne donnent également que des résultats de peu de valeur. Lorsqu'une grenouille reçoit une injection de morphine sous la peau, elle est apathique ; ses mouvements sont lents et maladroits, et elle reste dans la position où on la met, assise ou couchée ; le réflexe cornéen est aboli. Mais si, l'animal étant dans ces conditions, on trouble sa tranquillité, par exemple en frappant brusquement sur la table, aussitôt il se produit des convulsions tétaniques que l'on peut provoquer pendant plusieurs jours.

On a longtemps cru que ces réactions démontraient la présence de l'opium. Or il n'en est rien, et Selmi a montré qu'il existait normalement dans les cadavres putréfiés des alcaloïdes, des ptomaïnes, dont les réactions physiologiques étaient identiques à celles de la morphine. Ceci n'est pas spécial à la morphine, et, étudiant la strychnine avec Boutmy, il nous a été possible d'isoler de cadavres putréfiés de

(1) Ogier, *Traité de chimie toxicologique*, p. 567.

noyés des alcaloïdes reproduisant identiquement toutes les réactions physiologiques de la strychnine.

XI. ***Traitement.*** — La première indication est de vider l'estomac plutôt par le lavage que par des vomitifs et de pratiquer également le lavage intestinal. Au liquide employé on peut ajouter soit une solution iodoiodurée, soit du tanin et du carbonate ou de l'acétate de soude, qui favorisent la précipitation de la morphine.

On doit s'efforcer d'empêcher le malade de dormir, de manière à retarder le moment où il tombera dans le coma.

En Angleterre, on emploie la méthode *ambulatoire* ; on force le malade à marcher, même quand on est obligé de le soutenir; on administre également comme excitants : le café, le thé, la caféine. S'il y a menace de syncope, on pratique la respiration artificielle continuée pendant très longtemps, dix, douze heures et même plus, et reprise chaque fois que les mouvements respiratoires se ralentissent. On a également obtenu de bons résultats avec les inhalations d'oxygène.

Vous savez, Messieurs, qu'il n'existe pas d'antidotes véritables ; cependant, se basant sur ce fait que, dans l'empoisonnement par la morphine, la pupille est rétrécie, on a voulu voir un antidote dans l'*atropine*, qui jouit de la propriété de la dilater.

Tout d'abord il faut remarquer que ce mode de traitement est extrêmement délicat et même très dangereux. L'atropine est un toxique très violent, et les médecins sont loin d'être d'accord sur la dose qui doit être employée comme antidote.

D'après Weir Mitchell, 2 milligrammes d'atropine neutraliseraient l'action de 15 milligrammes de morphine.

Pour Dodeuil, il faudrait 1 d'atropine pour 4 de morphine.

Pour Johnston, on doit donner deux injections de 0gr,015 à 0gr,030 d'atropine, qu'on renouvellera au bout de deux heures, si les effets attendus sur le pouls et la respiration ne se sont pas manifestés.

Wood préconise l'injection sous-cutanée de petites doses de 1 milligramme à la fois, jusqu'à ce que l'effet désiré soit obtenu.

Husemann a rapporté les exemples de guérison suivants :

Un homme, qui avait pris 30 grammes de laudanum, reçut 0gr,044 de sulfate d'atropine ;

Une femme, pour la même dose, reçut 0gr,045 d'atropine en quinze injections sous-cutanées ;

Un homme, pour 45 grammes de laudanum, reçut en une seule injection 0gr,015 d'atropine ;

Enfin un homme qui était intoxiqué par 0gr,40 d'acétate de morphine, avala deux cuillerées et demie à café de teinture de belladone.

J'ai eu, avec Boutmy, l'occasion de voir le cas suivant :

Un homme, atteint de pneumonie avec délire et fièvre très vive, présentait des accidents dysentériformes avec ténesme anal ; le médecin ordonna un lavement contenant *VIII gouttes* de laudanum, et, par erreur, le pharmacien mit *8 grammes*. Sitôt l'erreur reconnue, on donna au malade 0gr,015 de sulfate d'atropine en injection hypodermique ; cependant il tomba dans le coma, et une nouvelle injection d'atropine de 1 centigramme fut pratiquée le soir. Le malade resta plongé dans le collapsus, prononçant des mots délirants et mourut le lendemain matin. Le parquet ouvrit une enquête, et nous fûmes commis.

A l'autopsie, nous trouvâmes une énorme pneumonie suppurée ayant envahi les deux tiers du poumon droit ; c'était une lésion incurable, fatalement mortelle, et il ne parut pas démontré que l'administration du lavement toxique eût abrégé la vie du malade.

Dans notre rapport, nous devions dire dans quelle proportion l'atropine avait pu contre-balancer l'action de la morphine. Dans les expériences physiologiques faites avec les extraits du cadavre, nous avons trouvé les effets des deux alcaloïdes avec une prédominance pour l'atropine.

A mon avis, Messieurs, traiter une intoxication grave en injectant sous la peau du malade une substance aussi toxique que l'atropine me semble imprudent, et je crains bien qu'on ne risque d'ajouter une intoxication à une autre, surtout si l'on emploie des doses aussi fortes que celles indiquées dans le travail de Husemann.

Si on veut employer l'atropine, je ne saurais trop recommander la prudence, car, ainsi que l'a fait observer Lépine, la susceptibilité individuelle vis-à-vis de l'atropine est extrêmement variable; aussi conseille-t-il de n'employer qu'une injection de 1 milligramme d'atropine, qui sera renouvelée au besoin au bout de deux ou trois heures.

Je préfère à toute autre cette méthode prudente, mais je vous donne cependant le conseil de vous adresser plutôt à une autre médication moins dangereuse.

Le Dr W. Moor, de New-York, préconise le *permanganate de potasse* comme contrepoison. Il dit avoir expérimenté sur lui-même cet antidote, et, bien qu'il fût très sensible à l'action de la morphine, il aurait pu, sans présenter aucun phénomène toxique, prendre 12 et même 18 centigrammes de sulfate de morphine, à condition d'avaler aussitôt après 18 et 24 centigrammes de permanganate de potasse.

Dans les cas d'intoxication aiguë, cet auteur recommande de faire prendre une dose de 50 centigrammes à 1 gramme de permanganate de potasse dissous dans 200 à 250 grammes d'eau, et de répéter l'administration de ce médicament deux ou trois fois, et même plus, si cela est nécessaire, à intervalles d'une demi-heure.

Le permanganate peut être également employé en injections hypodermiques ; on se sert alors d'une solution à 5 p. 100. On a donné jusqu'à 50 grammes de cette solution; c'est ainsi que fut employé le permanganate dans les cas de succès signalés en Amérique par les Drs Morland, Gugg et King; le Dr Rörner (de Magdebourg) attribue à cette médication la guérison d'une femme qui avait pris 50 centigrammes de morphine.

Le Dr G. Torre (de la Spezzia) a soigné une fillette de cinq ans qui avait avalé 6 centigrammes de chlorhydrate de morphine en solution, et qui était, quand il la vit, plongée dans le coma le plus profond, avec une respiration lente, irrégulière, les pupilles contractées et immobiles. Il lui fit prendre, avec beaucoup de difficultés, 20 centigrammes de permanganate dissous dans 200 grammes d'eau; puis il pratiqua à courts intervalles trois injections sous-cutanées de 1 gramme d'une solution de permanganate à 1 p. 100. Après la troisième injection, on constata une amélioration sensible, et on continua à faire prendre une potion contenant 10 centigrammes de permanganate par 120 grammes d'eau. La guérison complète fut très rapide.

Cette médication s'appuie sur ce fait que le permanganate de potasse détruit la morphine *in vitro*. Cependant il résulterait des expériences de Lewin que l'action du permanganate de potasse est inefficace.

Comment a-t-on pu croire à son action curative? Je vous ai dit, Messieurs, que la dose d'opium ou de ses alcaloïdes nécessaires pour entraîner la mort est extrêmement variable suivant les individus ; il en est qui supportent une dose très considérable, alors que d'autres sont intoxiqués par des doses minimes. Je vous rappellerai aussi, Messieurs, que le Dr G. Pouchet a expliqué la guérison survenant après l'ingestion d'une quantité considérable de toxique par l'inhibition organique produite par la quantité même du poison.

Enfin, Messieurs, je vous signalerai le cas suivant de Speer : chez un malade qui avait absorbé 30 centigrammes de morphine, aurait obtenu la guérison grâce à la *nitro-glycérine*, qu'il employa à la dose de 3 milligrammes, en trois fois, en injections sous-cutanées (1).

(1) Speer, *New-York Med. Journ.*

II. — LES FUMEURS ET LES MANGEURS D'OPIUM ET LES MORPHINOMANES

L'intoxication chronique par l'opium est extrêmement répandue en Chine, en Indo-Chine et dans les pays mahométans, où les fumeurs et mangeurs d'opium recherchent une somnolence, au cours de laquelle ils espèrent avoir les visions et les rêves voluptueux du paradis de Mahomet. En Orient, on le fume ou on le mange.

Chez nous, les fumeurs d'opium sont rares; le plus souvent, ils ont pris cette funeste habitude dans les colonies d'Extrême-Orient; cependant, paraît-il, depuis quelques années, ce vice tend à se répandre, et il existerait à Paris quelques tavernes réservées aux fumeurs d'opium.

Les mangeurs d'opium se rencontrent surtout en Turquie, en Perse et dans les îles de la Sonde; il y en a peu en Occident.

En Europe, c'est surtout la morphinomanie qui sévit.

I. — **Fumeurs d'opium.**

La pipe du fumeur d'opium se compose d'un tuyau de bambou long de 50 à 60 centimètres et d'un fourneau de 4 à 6 centimètres de diamètre, dont le fond a une petite ouverture destinée à recevoir la boulette d'opium.

Le fumeur d'opium prépare lui-même son poison. Les fumeries sont confortablement installées; chaque fumeur prend place dans une petite loge séparée, et, étendu sur un matelas ou une natte, il prend à l'aide d'une longue aiguille d'acier, dans un récipient *ad hoc*, une petite quantité de pâte d'opium, environ 25 centigrammes, qu'il fait dessécher au-dessus d'une lampe en roulant constamment l'aiguille de manière à ce que la pâte semi-fluide ne tombe pas et en ayant soin de ne pas la faire brûler, ce qui enlèverait à l'opium la plus grande partie de ses propriétés enivrantes. L'opium, arrivé à la consistance voulue, est pétri, roulé en boule et placé au fond du fourneau de la pipe. Alors, couché sur le côté, le fumeur allume sa pipe à la flamme qui lui a servi à dessécher la drogue; il aspire lentement, profondément une ou deux bouffées et tombe aussitôt dans la somnolence. La quantité d'opium aspirée chaque fois est relativement minime; mais, subissant l'accoutumance et l'entraînement de la dose, le fumeur arrive progressivement à brûler vingt, trente et même quarante de ces pipes par vingt-quatre heures.

D'après Libermann, la consommation quotidienne d'un fumeur d'opium serait en moyenne de 10 à 20 grammes d'opium par jour. Sur 2000 fumeurs qu'il a observés et interrogés, il en a trouvé :

646	qui fumaient de	1 à 8	grammes par jour.
250	—	10 à 20	—
104	—	30 à 100	—

Voici, d'après Little, les effets de la fumée d'opium (1) :

« Les effets primitifs sont les suivants : langueur, faiblesse musculaire, besoin impérieux de repos qui augmente à chaque aspiration. Les paupières sont demi-fermées, les mains agitées d'un léger tremblement, la démarche chancelante; en même temps, le pouls diminue de fréquence et devient un peu irrégulier; la respiration tend à devenir

(1) Little, *On the habitual use of opium in Singapoore* (*British and Foreign Review*, 1859). — Fleury, *Cours d'hygiène*, 1856-1861, t. II, p. 23 .

haletante; bientôt se manifeste un certain degré d'excitation cérébrale; la tête se congestionne légèrement, les facultés intellectuelles s'exaltent, et, malgré les images qui passent devant les yeux, le jugement et la raison sont parfaitement sains; c'est même le caractère particulier de l'action de la fumée d'opium.

« On éprouve un sentiment de bien-être; les chagrins sont oubliés, la douleur n'est pas perçue et un calme parfait est la sensation des fumeurs. La peau n'est pas le siège d'une chaleur anormale, mais il existe des démangeaisons. Le fumeur ne rêve ni du jour ni du lendemain; le sourire sur les lèvres, il emplit sa pipe, et, pendant qu'il l'achève, ses yeux se déridesnt, il est dans la béatitude complète. La pipe tombe de sa bouche, la tête repose lourdement sur l'oreiller; les yeux se ferment, les traits s'affaissent, les inspirations deviennent de plus en plus profondes, et toute perception a cessé.

« Les objets peuvent frapper les yeux, mais ils ne sont pas vus; les sons peuvent frapper les oreilles, mais ils ne sont pas entendus; le fumeur tombe dans un sommeil troublé et peu réparateur pour recouvrer, au lever, le sentiment de ses misères.

« A cet état de béatitude succède une langueur, une incapacité complète pour tous les mouvements et pour tous les exercices, ainsi que le dégoût pour tous les aliments. Un sentiment de brisement dans les membres, un aspect d'accablement et d'hébétude profonde, qui persistent jusqu'au moment où le fumeur revient à l'usage de ses habitudes favorites. »

Peu à peu les fumeurs d'opium perdent l'appétit; les digestions sont troublées; il y a des vomissements; il existe des troubles de la miction et une anaphodisie complète. Bientôt survient la cachexie, accentuée souvent encore par ce fait que le fumeur d'opium dépense tout son avoir pour se procurer de l'opium et se prive de manger pour satisfaire sa passion. Enfin la mort survient.

M. Brunet, étudiant le genre de mort chez les fumeurs d'opium, distingue deux variétés :

Dans la première, la mort survient après un temps très variable par dépérissement progressif, amyotrophie, dépression intellectuelle générale, puis diminution et arrêt de la respiration et du cœur. Le mécanisme de la mort par paralysie lente des mouvements respiratoires et cardiaques est le même que celui de l'intoxication subaiguë.

Dans d'autres cas, le fumeur, surtout s'il est brusquement privé de sa dose d'opium, est pris de douleurs intenses ayant le caractère de névralgies térébrantes et de douleurs fulgurantes ; il existe de l'hyperesthésie sensorielle, et le malade est obsédé par l'idée de suicide qu'il met à exécution, à moins qu'il ne succombe brusquement à une congestion cérébrale, à une hémorragie cérébrale ou à une syncope cardiaque (1).

II. — **Mangeurs d'opium.**

Les mangeurs d'opium, que l'on nomme *thériakis* ou *afioudji*, se rencontrent surtout dans les pays mahométans ; ils nomment l'opium *Mash Allah*, c'est-à-dire *Présent de Dieu*, et l'emploient pour stimuler leur activité et se donner des forces.

Dans les États Ottomans, l'habitude de manger de l'opium est très répandue, et il arrive souvent que l'Arabe partage avec son cheval sa provision d'opium. Le Dr Burnes rapporte le fait suivant :

(1) Brunet, *La mort des fumeurs d'opium* (*Bulletin médical*, 1903, n° 80, p. 837).

« Je venais de voyager toute la nuit avec un cavalier du pays. Après une marche fatigante d'environ 30 milles, je fus obligé d'accepter la proposition qu'il me fit de nous arrêter pendant quelques minutes ; il employa ce temps à partager avec son cheval épuisé une dose d'opium d'environ 2 grammes. Les effets de cette dose furent bientôt évidents sur tous les deux. Le cheval fournit avec facilité une nouvelle journée de 40 milles, et le cavalier lui-même devint plus actif et plus animé. Pour l'homme et pour l'animal, c'était une expérience déjà plus d'une fois répétée (1). »

Les doses initiales pour les mangeurs d'opium sont de 0gr,03 à 0gr,12; plus tard ils atteignent des doses de 10 et 12 grammes, et même, à ce que rapporte Gracias, des doses de 40 grammes et, dans des cas isolés, de 250 grammes par vingt-quatre heures.

D'après Polak, les Persans sont tous des mangeurs d'opium; mais ils dépassent rarement les doses initiales (2).

Les mangeurs d'opium sont fréquents dans les îles de la Sonde et chez les peuples de la race malaise, qui ont un tempérament très irritable, ainsi que chez les nègres.

D'après Kæmpfer (3), l'action excitante de l'opium est portée jusqu'à la folie.

Les Javanais, sous l'influence de l'opium, deviennent fous furieux; ils acquièrent un courage artificiel, et, lorsqu'ils sont sous l'influence de la drogue, non seulement ils poursuivent les objets de leur haine, mais encore ils se précipitent dans les rues et tuent tous ceux qui se présentent à leurs yeux, jusqu'à ce que la sécurité publique oblige l'autorité à les détruire. Le capitaine Beeckmann rapporte qu'un Javanais

(1) Flandin, *Traité de toxicologie*, t. III, p. 139.
(2) Polak, *Wiener Medizinische Halle*, 1862.
(3) Kæmpfer, *Hist. naturelle de l'Empire du Japon*. La Haye, 1729.

qui courait ainsi par la ville de Batavia avait tué plusieurs personnes : un soldat se présente et le blesse avec sa pique. Mais le furieux était si désespéré qu'il se jeta lui-même sur la pique avec une telle violence que, transpercé, il put arriver jusqu'à portée du soldat et le frapper de son poignard.

Pour empêcher de semblables accidents, l'autorité place à la porte de chaque établissement des individus armés d'une longue tige terminée par un croissant susceptible d'embrasser le corps entier d'un homme. Quand un de ces forcenés sort, ces gardes l'acculent le long d'un mur, sans danger pour eux-mêmes, et il peut être facilement désarmé, garrotté et transporté dans un local où il ne pourra nuire (1).

Les mangeurs d'opium sont rares en Occident ; il en existe, paraît-il, aux États-Unis et à Londres.

Miquel a rapporté le fait suivant :

Un littérateur fort distingué avait pris l'habitude de l'opium et ne pouvait s'en passer. Pendant des mois entiers, il prenait chaque jour jusqu'à 7gr,50 d'opium. On arriva à lui faire diminuer la dose jusqu'à 4 grammes. « Malgré toutes mes prières, dit Miquel, je n'ai pu obtenir qu'il en abandonnât l'usage pernicieux. Dernièrement, pour me complaire, il avait tenté de demeurer un jour sans prendre d'opium. Le lendemain, je le trouvai pâle, abattu, frissonnant. Dès qu'on lui rendit sa boîte de pilules, sa figure s'épanouit, ses narines tremblèrent de plaisir et, en l'ouvrant, je lui vis prendre avec avidité, en moins de cinq minutes, 2 grammes d'opium. Du reste cette substance n'a produit jusqu'ici d'autre effet nuisible que l'impuissance (2). »

(1) Reveil, *Recherches sur l'opium. Des opiophages et des fumeurs d'opium* (*Thèse de Paris*, 1856, p. 79).

(2) Miquel, *Bulletin de thérapeutique*, 1838, t. XIV, p. 64.

A côté des mangeurs d'opium, il faut placer ceux qui ont l'habitude de faire usage de diverses préparations opiacées.

En Perse, on vend, dans certains lieux spéciaux, de la décoction de pavots, capsules et graines, nommée *kokenaar*, qui possède des propriétés exhilariantes.

« C'est un grand divertissement, dit Chardin, de se trouver parmi ceux qui en prennent dans les cabarets et de les bien observer : avant qu'ils aient pris la dose et quand elle opère, et pendant qu'elle opère. Quand ils entrent au cabaret, ils sont mornes, défaits et languissants ; peu après qu'ils ont pris deux ou trois tasses de ce breuvage, ils sont hargneux et comme enragés ; tout leur déplaît, ils rebutent tout et s'entrequerellent ; mais, dans la suite de l'opération, ils font la paix, et chacun s'abandonne à sa passion dominante. L'amoureux de naturel conte des douceurs à son idole ; un autre, à demi endormi, rit sous cape ; un autre fait le rodomont ; un autre fait des contes ridicules. En un mot, on croirait se trouver dans un vaste hôpital de fous. Une espèce d'assoupissement et de stupidité suit cette gaîté inégale et désordonnée ; mais les Persans, bien loin de la traiter comme elle le mérite, l'appellent une extase (1). »

Roques (2) a rapporté l'histoire d'une dame américaine qui prenait chaque jour 60 grammes de laudanum de Sydenham ; « elle était faible et chétive quand cette stimulation lui faisait défaut ; une autre femme de même nationalité, âgée de soixante ans, maigre, pâle, nerveuse, prenait tous les jours 30 grammes de laudanum et ne s'en tenait à cette dose qu'à cause du prix élevé du médicament ».

(1) Chardin, *Voyage en Perse*, t. III, 1811, p. 78.

(2) Roques. Cité par Fonssagrives, *Dictionnaire encyclopédique des sciences médicales*, article OPIUM, p. 251.

Messieurs, j'ai connu un médecin qui vécut jusqu'à quatre-vingts ans et qui, pendant bien des années, but journellement de 50 à 80 grammes de laudanum de Sydenham. Ce médicament lui était indispensable ; il n'avait qu'un inconvénient, c'était de le faire penser à haute voix, et cela au grand dommage parfois du secret professionnel.

III. — Morphinisme. — Morphinomanie.

Il y a, Messieurs, une distinction entre le morphinisme et la morphinomanie.

« Par *morphinisme*, il faut entendre, dit Ball, l'ensemble des accidents produits par l'abus prolongé de la morphine. La *morphinomanie* au contraire est, au point de vue de l'opium, ce que la dipsomanie est au point de vue de l'alcool. La morphinomanie existe quand l'individu éprouve le besoin irrésistible de prendre de la morphine. C'est donc une maladie indépendante dans sa physionomie propre. Mais, de même que la dipsomanie conduit à l'alcoolisme, de même la morphinomanie mène inévitablement au morphinisme. »

L'accoutumance à la morphine est très rapide et se produit non seulement chez l'homme, mais aussi chez les animaux. Lewin a fait sur ce point d'intéressantes expériences (1). Il a rendu différents animaux morphinomanes, notamment des pigeons : « Ils voletaient, dit-il, avec impatience dans la cage à ma rencontre, dès que je m'apprêtais à pratiquer des injections à l'heure réglée une fois pour toutes. » Un chien qui avait reçu journellement une injection hypodermique de $0^{gr},08$ à $0^{gr},60$ de morphine pendant

(1) Lewin et G. Pouchet, *Traité de toxicologie*, 1903, p. 585.

sept mois et demi devint aussi morphinomane. Il présentait des troubles caractérisés par des vomissements, de la perte de la puissance génitale, de la somnolence, de l'abolition des réflexes pupillaires, de la faiblesse générale et une diminution énorme du poids (8 kilogrammes en trois mois).

1° Causes de la morphinomanie.

A. ***Morphinisme thérapeutique.*** — Messieurs, on entre dans le morphinisme par la douleur, et on devient morphinomane par volupté.

L'homme n'aime pas à souffrir ; aussi n'est-il pas sans danger de laisser à sa disposition une substance médicamenteuse qui non seulement lui enlèvera la douleur, mais qui, après quelques jours, lui occasionnera un plaisir. Beaucoup de malades auxquels le médecin avait ordonné de la morphine à l'occasion de névralgies rebelles, de coliques hépatiques, sont devenus morphinomanes, et le médecin les y a, en quelque sorte, aidés. En effet, quand l'affection qui nécessite les injections de morphine menace de durer quelque temps, le médecin, soit qu'il ait de nombreuses occupations, soit qu'il agisse dans le but louable de ne pas augmenter, d'une façon qu'il juge abusive, la note de ses honoraires, le médecin charge le malade lui-même ou quelqu'un de son entourage de faire les injections hypodermiques, et, à cet effet, il laisse une seringue à la disposition du malade.

Je suis sur ce point absolument de l'avis du Dr Pichon, et je pense que le médecin a tort de laisser ainsi dans la main d'un malade un médicament dont il n'ignore pas les inconvénients.

Bientôt le patient aura contracté l'habitude de la morphine et ne pourra plus s'en passer, et le médecin aura laissé se créer un état de besoin morphinique auquel le malade, à moins d'une force de caractère assez rare, aura beaucoup de peine à se soustraire.

Nous sommes tous plus ou moins maniaques, nous avons tous des habitudes qu'il nous est pénible de ne pas satisfaire; pour les uns, c'est l'heure du journal; pour d'autres, c'est l'heure de l'absinthe; pour d'autres, c'est le cigare après le déjeuner; l'habitude de la morphine devient pour celui qui l'a contractée un besoin plus impérieux que la faim et la soif et dont la satisfaction est bientôt nécessaire au fonctionnement normal de l'organisme.

B. ***Morphinomanie par euphorie ou passionnelle.*** — Cette variété de morphinomanie est surtout développée chez les névropathes, les déséquilibrés et les dégénérés, qui trouvent dans la morphine un moyen de se procurer une ivresse moins vulgaire que celle de l'alcool.

La facilité avec laquelle on peut se procurer la morphine est une des causes principales de cette funeste habitude. Levinstein (1), sur 100 morphinomanes, a trouvé 82 hommes et 18 femmes, et, au point de vue de la profession ou de la position sociale, il a compté 32 médecins, 8 femmes de médecins, 1 fils de médecin, 2 diaconesses (sœurs de charité protestantes), 2 infirmiers, 1 sage-femme, 1 étudiant en médecine, 6 pharmaciens, 1 femme de pharmacien, soit au total 51 personnes approchant les malades et ayant sous la main l'instrumentation nécessaire à la pratique des injections sous-cutanées.

Le Dr Pichon a donné la statistique suivante (2) :

(1) Levinstein, *La morphinomanie*. Paris, 1880.
(2) Georges Pichon, *Le morphinisme*, 1889, p. 16.

Hommes.

Médecins	17	Hommes de lettres	2
Étudiants en médecine	7	Négociants	2
Pharmaciens	5	Propriétaires	3
Étudiants en pharmacie	3	Avocats	2
Ouvriers	7	Paysans	2
Infirmiers	3	Marin	1
Garçons de laboratoire	2	Prêtre	1
Fabricants d'instruments	1	Officier	1
Artistes	3	Employés de commerce	2
Étudiants en droit	2	Total	66

Femmes.

Femmes de médecins	12	Femmes du monde	3
— de pharmaciens	4	Sage-femme	1
— du demi-monde	13	Domestique	1
Ouvrières	11	Religieuse	1
Infirmières	4	Total	53
Artistes	3		

De même que dans la statistique de Levinstein, ce sont surtout ceux qui peuvent facilement avoir les seringues et la morphine qui deviennent morphinomanes, particulièrement les médecins, pharmaciens et leur famille, ou ceux qui approchent les malades : infirmiers, infirmières et étudiants.

De ce monde un peu spécial, la morphinomanie a envahi toutes les classes de la société. Pichon a particulièrement insisté sur le rôle de l'exemple, et c'est surtout dans les réunions que se prend l'habitude de la morphine ; dans certains ateliers de modes, la seringue de Pravaz est sur la table de l'atelier, avec la solution de morphine à la disposition des ouvrières qui désirent s'en servir. De même dans certains ateliers d'artistes, d'ouvriers d'art, la seringue passe de main en main. Il n'en est pas ainsi seulement dans le monde ouvrier ou le demi-monde, mais dans la meilleure société ; il est des *five o clocks* qui ne sont que des prétextes à des réunions de morphinomanes.

Au début, le morphinomane est un propagandiste de cette intoxication ; il se montre très fier, se vante et s'efforce de faire partager à son entourage ses idées et ses rêves voluptueux, c'est la lune de miel de la morphinomanie. Plus tard, au contraire, quand l'intelligence perd de sa lucidité et que le morphinomane s'aperçoit que ses facultés baissent, il est honteux et cherche à cacher son vice.

Le livre est lui aussi un agent de propagande : vous trouverez dans la bibliothèque des morphinomanes non seulement des ouvrages extra-scientifiques conçus pour exalter les vertus de la morphine, mais même des livres scientifiques. La femme morphinomane, plus encore que l'homme, est avide de connaître les descriptions des sensations qu'elle cherche, plus encore qu'elle ne les trouve, dans sa funeste habitude.

2° Comment se procurer de la morphine ?

Là encore, Messieurs, le médecin encourt une responsabilité tout au moins morale, car c'est le plus souvent avec des ordonnances médicales que les morphinomanes se procurent, surtout au début, les doses énormes de morphine qu'ils s'injectent quotidiennement.

Quand vous ordonnerez de la morphine, je vous conseille, Messieurs, d'écrire en toutes lettres la quantité de chlorhydrate de morphine qui doit être délivrée au malade, et de faire suivre la prescription de la mention : *Ne pas renouveler*, que vous aurez soin de placer avant votre signature, de manière à ce qu'un coup de ciseaux ne la fasse pas disparaître.

Cependant il est des cas dans lesquels la morphine doit être employée pendant longtemps. Certaines maladies incurables, telles que le cancer de l'estomac ou de l'utérus, occasionnent aux pauvres malades de terribles douleurs que seule la morphine à haute dose peut calmer, et il serait cruel de priver ces malheureux du seul soulagement qu'on puisse leur apporter, et, ne pouvant les sauver, il est de notre devoir d'adoucir leurs derniers moments. Peu importe qu'ils deviennent morphinomanes pendant les quelques jours qui leur restent à vivre, et, pour le malade aussi bien que pour les parents et amis qui l'entourent, je crois le médecin autorisé à laisser au chevet du moribond la solution de morphine qui lui procurera l'euthanasie désirable. Dans ce cas, le médecin mentionnera que son ordonnance peut être renouvelée.

Vous ne sauriez croire, Messieurs, les abus auxquels ont donné lieu, de complicité avec des pharmaciens peu scrupuleux, les ordonnances prescrivant la morphine.

Une dame du meilleur monde fut arrêtée dans un magasin au moment où elle volait. Après son arrestation, on vit qu'elle était morphinomane; son mari, cherchant comment elle se procurait de l'argent pour acheter la morphine, s'aperçut qu'elle avait vendu tous les livres du second rang de sa bibliothèque, et même le bâton de maréchal de son grand-père. Sur ces entrefaites, un pharmacien eut l'audace de présenter au mari une facture de 1 650 fr. 50 pour fourniture de morphine. Dans l'espace de 516 jours, il avait fourni 693 grammes de chlorhydrate de morphine par livraisons de 10, 15, 20, 40, 60, 100 et 110 paquets formant un total de 3 465 paquets de 20 centigrammes. Au début, le pharmacien avait préparé les paquets en exécution de deux ordonnances médicales régulières, qu'il avait commencé par renouveler; puis il avait continué à fournir de la morphine sans ordonnance et en avait même adressé par la poste à sa cliente, au cours de divers déplacements.

Le mari refusa de payer et poursuivit le pharmacien, qui, sur mon rapport, fut condamné à huit jours de prison, 1 000 francs d'amende et 2 000 francs de dommages-intérêts. En outre, il fut condamné à payer les frais du traitement de la morphinomane dans une maison de santé, à raison de 250 francs par mois, jusqu'à son complet rétablissement. Heureusement pour le pharmacien, la malade mourut au bout de six semaines. Bien entendu la note de morphine ne lui fut point payée (1).

Voici une autre affaire au sujet de laquelle mon avis me fut également demandé.

Dans la ville de S..., exerçait un médecin dont la femme et la belle-mère étaient morphinomanes. Pour les déshabituer de cette fâcheuse manie, le médecin demanda aux pharmaciens de la ville de ne plus leur délivrer de solution de morphine. Tous accédèrent au désir du mari, sauf un seul, avec lequel il était en mauvais termes, et qui continua à fournir la morphine comme par le passé. Peu après la femme du médecin mourut au cours d'une syncope. et sa belle-mère fut gravement malade.

Le pharmacien poursuivi allégua pour sa défense que le malade, quel qu'il soit, est le propriétaire de l'ordonnance qui lui a été délivrée par le médecin, et qu'il avait par ce droit de propriété celui d'en user et d'en abuser à sa guise. C'est au sujet de cette interprétation extraordinaire de l'ordonnance de 1846 que je fus consulté.

Le pharmacien fut condamné à une peine sévère qui le mit dans la nécessité de quitter sa résidence (2).

Il était pharmacien de 2e classe ; il demanda à passer de nouveaux examens devant le jury de l'Ecole de médecine et de pharmacie d'Amiens. Les examens furent brillants, mais le jury, tout en conférant le grade, informa des antécédents de l'examiné M. Fallières, alors ministre de l'Instruction publique, qui refusa de délivrer le diplôme.

L'affaire fut portée devant le Conseil d'État qui a dé-

(1) Pièce annexe n° 4.
(2) Pièce annexe nos 5 et 6.

bouté le plaignant. *Celui-ci ne peut donc plus exercer la profession de pharmacien sur le territoire français.*

Cette condamnation définitive de la conduite de D..., par laquelle le Conseil d'État le considère comme indigne d'exercer la profession de pharmacien, toute sévère qu'elle paraisse, est absolument justifiée. Placer l'amour du lucre au-dessus de la santé de ses clients, constitue, pour celui qui en a charge, un crime contre lequel s'exercent à bon droit les rigueurs du code (1).

Les médecins ont encore un grand tort, celui d'écrire mal et de signer d'une façon illisible. Certes, dans une grande ville, le pharmacien ne peut connaître tous les médecins, mais une signature nette présente un certain cachet de garantie. Les morphinomanes ont souvent usé du stratagème suivant : la nuit on réveille le pharmacien, et une personne émue et essoufflée présente une ordonnance de chlorhydrate de morphine signée illisiblement. Parfois le pharmacien à peine éveillé s'inquiète du nom du médecin, à quoi la personne qui lui a apporté l'ordonnance répond : « J'ignore son nom, c'est le médecin de monsieur ou de madame » ; le pharmacien est hésitant ; si l'ordonnance est fausse, il favorise le vice d'un morphinomane ; mais s'il refuse d'exécuter la prescription et que l'ordonnance ait été écrite à la hâte pour un malade gravement atteint au milieu de la nuit, son refus peut avoir de funestes conséquences. Dans ces conditions, le pharmacien, souvent, malgré une arrière-pensée, délivre le médicament demandé.

Donc, afin d'enlever au morphinomane ce moyen de se procurer leur poison, écrivez bien et signez lisiblement.

Mais, Messieurs, la morphine coûte cher, et le morphinomane apprend bientôt qu'on peut se procurer ce produit

(1) Guimbail. *Les morphinomanes*, 1891, p. 210.

à meilleur compte chez les droguistes et les marchands de produits chimiques, où la morphine lui est délivrée sans ordonnance ; en possession des petits pains de chlorhydrate de morphine, il fait sa solution lui-même avec une eau plus ou moins pure. Si le marchand de produits chimiques refuse de lui vendre le poison, il rencontre bientôt d'autres personnes affectées du même vice, qui lui feront faire connaissance de quelque concessionnaire d'une maison étrangère ; celui-ci lui fournira à bon compte autant de morphine qu'il le désirera. Dans une expertise, nous avons trouvé, chez une dame, des boites ayant contenu 75 grammes de morphine qui provenaient d'une fabrique hollandaise (1).

Au civil, j'ai vu la morphinomanie provoquer une curieuse affaire de divorce. Un homme morphinomane était devenu impuissant ; il se maria, et, afin de faire partager à sa femme ses rêves voluptueux, il l'habitua à la morphine. Trois ans plus tard, il demanda le divorce parce que sa femme était morphinomane. L'enquête démontra qu'il était morphinomane depuis huit ou dix ans, alors que sa femme ne l'était que depuis deux ans, et que c'était sur ses instances qu'elle avait contracté cette habitude. Dans ces conditions, le tribunal prononça le divorce, mais aux torts du mari.

3° Doses employées par les morphinomanes.

D'après une statistique du Dr Pichon portant sur 120 cas de morphinomanie, la dose employée serait :

30 fois de	0gr,10 à 0gr,50
65 —	0gr,50 à 1 gr.
12 —	1 gr. à 2 gr.
8 —	2 gr. à 3 gr.
3 —	4 gr. à 5 gr.
1 —	6 gr.
1 —	9 gr.

(1) Pièce annexe n° 8.

La dose la plus ordinaire est donc de 0gr,50 à 1 gramme ; mais elle peut être également beaucoup plus élevée. et on a vu des morphinomanes arriver à prendre chaque jour 10, 12 et même 20 grammes de morphine.

Il est fort intéressant, surtout au point de vue du traitement, de connaître la dose journalière, car la difficulté de la guérison augmente avec la dose absorbée ; ce n'est pas le seul, mais c'est un des facteurs importants.

Au point de vue de la gravité des accidents, la dose, en effet, n'est pas tout, car on a vu des accidents graves avec des doses ne dépassant pas 35 centigrammes, alors que d'autres fois 1 gramme ou 1gr,50 n'occasionnaient que des troubles relativement légers. Là encore l'intégrité des organes éliminateurs joue un rôle prépondérant.

4° Symptômes de la morphinomanie.

1° *Début.* — L'injection de morphine provoque souvent au début des symptômes désagréables pour le malade : il y a des vertiges, des nausées avec ou sans vomissements, de la céphalalgie, de la somnolence, de la soif, de la sécheresse de la bouche, du prurit cutané. Ces accidents éloignent parfois certaines personnes de la morphinomanie.

Si le malade persiste, il ressent bientôt après la piqûre un bien-être inusité ; il lui semble que sa force et son intelligence sont augmentées ; il est des personnes fort intelligentes qui prétendent ne pouvoir travailler qu'après avoir reçu une dose de morphine. J'ai connu un monsieur qui sept, huit, dix fois par mois se faisait une injection de morphine au moment où il avait besoin d'une énergie dépassant sa moyenne ordinaire ; il n'est pas devenu morphinomane.

Le malade commence par de petites doses, des doses

thérapeutiques : mais peu à peu il augmente, et, en quelques mois, il devient morphinomane.

2° *Période d'état.* — Au bout d'un temps plus ou moins long, le malade n'éprouve plus les sensations agréables du début, et, pour tâcher de les retrouver, il augmente la dose.

L'*intelligence* est abaissée ; il y a une perte très notable de la *mémoire*. J'ai eu l'occasion de voir un médecin qui, sous l'influence de la morphine, — il en prenait 2gr,50 à 3 grammes par jour, — avait complètement perdu la mémoire de tout ce qui touchait à la médecine. A la suite d'un traitement de démorphinisation, sa mémoire revint.

Le *sens moral* est annihilé ; le malade n'a plus d'affection pour les siens ; il ne songe plus qu'à la morphine et ne pense qu'aux moyens qu'il emploiera pour s'en procurer. La vie de famille devient impossible, et bien des fois j'ai reçu des lettres éplorées de femmes de morphinomanes me demandant conseil et me faisant le navrant tableau de ce qu'était devenu leur intérieur depuis que leur mari avait pris la malheureuse habitude de la morphine.

Il y a une *perte complète de la volonté* ; tous les efforts, tout ce qui reste d'intelligence est concentré sur les moyens utilisables pour avoir la morphine. Je vous ai cité le cas de cette femme du meilleur monde, qui, pour avoir son poison, avait vendu une partie de la bibliothèque de son mari, avait vendu le bâton de maréchal de son grand-père et avait été arrêtée pour vol dans un magasin.

Ball a cité le cas d'une femme, mère de trois enfants, qui jusque-là avait eu une vie absolument régulière, qui n'hésitait pas à se prostituer, non par désir voluptueux, mais dans le seul but d'avoir la somme nécessaire pour se procurer de la morphine.

La morphinomane vole pour se procurer de l'argent,

non pas qu'elle ait le désir de voler, mais parce qu'elle est indifférente à l'acte qu'elle va commettre et qu'elle veut pouvoir acheter de la morphine. Les kleptomanes sont des individus dont l'état organique est déprimé; c'est ainsi que la kleptomanie est assez fréquente dans l'état de grossesse; mais souvent c'est une manie spécialisée, et souvent le kleptomane vole toujours le même objet dont il n'a souvent nul besoin. Je puis vous citer le cas d'une dame millionnaire qui avait la singulière manie de voler des éponges; son mari la faisait suivre par une personne qui payait toutes les éponges qu'elle dérobait; à la mort de sa femme, il les distribua à des œuvres charitables; il y en avait plein une charrette. Une autre femme volait des cravates d'hommes; elle les rangeait dans une armoire sans même les déplier; on en trouva chez elle au moins trois cents. Dans ces cas, la kleptomane ne cherche pas à tirer parti de son vol; il n'en est pas de même pour les morphinomanes qui volent; elles commettent cet acte délictueux dans le but de se procurer de l'argent pour acheter de la morphine.

Avoir de la morphine est la préoccupation unique, obsédante. Tout autre sentiment disparaît. La morphinomane ne songe plus à sa tenue. La femme coquette, élégante, ne se coiffe plus, elle est couverte de vêtements souillés de taches.

Messieurs, je vous conseille de toujours vous méfier des dires d'un morphinomane; ces malades mentent avec une facilité extraordinaire, et ils savent donner à leurs mensonges une apparence de vérité capable de dérouter la perspicacité la plus en éveil.

Après l'excitation donnée par l'action d'une piqûre, le morphinomane se sent, au bout d'un temps plus ou moins long, retomber dans l'anéantissement dont, seule, une nouvelle injection pourra le relever. Si elle se fait attendre, le malade est en *état de besoin*, c'est-à-dire qu'il est dans un état d'excitation, de malaise dû au désir impérieux, inassouvi, que seul fera cesser la dose normale de morphine.

L'état de besoin existe même chez le fœtus et le nouveau-né. Charcot a vu une femme enceinte de sept ou huit mois qui était morphinomane ; quand on diminuait la dose de morphine de la mère, l'enfant faisait dans l'utérus des mouvements désordonnés. L'enfant, après sa naissance, était très agité, n'avait pas de sommeil et mourut bientôt.

Des observations analogues ont été rapportées en Amérique et en Allemagne; les enfants étaient extrêmement agités et sans sommeil, et, à ces nouveau-nés, on n'hésita pas à faire des injections de 2 ou 3 milligrammes de morphine; ils se sont alors calmés et ont vécu.

Les *troubles psychiques* ont été admis par certains auteurs, Pichon et Ball, et niés par d'autres aliénistes, comme Magnan. Ce qui est certain, c'est que le morphinomane dort fort peu et mal et que l'insomnie est la règle; le malade est abattu, mais le sommeil le fuit. Pour Pichon et Ball, les hallucinations dues à la morphine se rapprochent beaucoup de celles que provoque l'alcool ; elles se produisent surtout la nuit, dans le demi-sommeil. Il est vrai qu'il peut y avoir association des deux intoxications.

J'ai eu l'occasion de voir une femme hystérique, qui, quelques mois après son mariage, devint morphinomane ; elle avait, sitôt qu'elle s'endormait, de terribles cauchemars; notamment, elle croyait toujours voir son cercueil près de son lit. Depuis le moment où elle devint morphinomane, elle n'eut plus de crises d'hystérie. Lancereaux a d'ailleurs signalé la disparition des grandes crises d'hystérie sous l'action de la morphine.

Les hallucinations diurnes sont rares, sauf quand le morphinomane devient en même temps cocaïnomane ; j'aurai à revenir sur ce point.

Les *troubles digestifs* sont très accentués. La bouche est sèche, la langue est couverte d'un enduit sale, l'haleine est fétide et le malade a toujours soif. D'après les recherches du Dr Combes, il y aurait des lésions dentaires caractérisées par une altération de l'ivoire qui entraînerait la chute de la dent sans périostite.

L'appétit, bien qu'on ait noté parfois de la boulimie, est en général très diminué ; il existe des troubles gastriques dus à une diminution dans la sécrétion stomacale, qui est très pauvre en acide chlorhydrique ; les vomissements sont rares, mais la constipation est la règle ; elle est parfois interrompue par des débâcles diarrhéiques.

Enfin les malades signalent, au moment où ils reçoivent l'injection de morphine, un sentiment de constriction épigastrique qui doit bien être dû à la morphine, car il ne se produit pas lorsqu'on fait au morphinomane, à son insu, une injection d'eau pure.

La *circulation* est très troublée ; le pouls est petit, filiforme ; on constate parfois des palpitations et de l'hypotension artérielle.

La *respiration* est ralentie.

Les *fonctions génitales* sont profondément troublées. Au début de l'intoxication, pendant la période d'excitation morphinique, Notta (de Lisieux) a signalé une certaine excitation génésique, accompagnée d'un sentiment voluptueux très réel ; mais elle est inconstante et dure peu. Bientôt le morphinomane devient impuissant ; le sens génésique s'émousse et l'appétit sexuel disparaît ; les désirs vénériens sont rares et l'érection devient impossible.

Certains morphinomanes sont très affectés de la perte de leur virilité. Le Dr Pichon a signalé le cas d'un jeune homme qui fut pris d'un tel désespoir qu'il voulait se suicider. On a également signalé le cas d'un morphinomane qui, ne pouvant satisfaire aux exigences de sa femme, n'avait rien trouvé de mieux que de la rendre morphinomane à son tour (1).

D'après Levinstein, au bout d'un certain temps, l'impuissance devient définitive par suite d'une atrophie testiculaire et les spermatozoïdes disparaissent de la liqueur séminale. Levinstein a noté chez la femme l'atrophie des seins, de l'utérus, des ovaires (2).

Dans les troubles des fonctions génitales, la suggestion a une très grande importance. J'ai beaucoup insisté sur ce point lorsque j'ai étudié devant vous l'impuissance dans le mariage (1). Un individu peut être impuissant simplement par crainte de ne pas arriver au résultat désiré, et parfois on le guérit en lui rendant confiance en lui-même. Voici un moyen qui m'a réussi : un malade, impuissant, marié depuis trois mois, vint me trouver désespéré ; je le consolai, lui affirmai qu'il n'était pas incurable, et je l'envoyai, en le séparant de sa femme bien entendu, à Cauterets ; je lui dis même, ce qui est exact, qu'après le départ des baigneurs les étalons de Tarbes y sont envoyés chaque année pour se refaire. Il en revint complètement guéri.

Chez les femmes, la menstruation disparaît n'entraînant pas, au moins pendant les premiers temps, une inaptitude à la fécondation ; mais, d'après Levinstein, il y a bientôt une atrophie portant principalement sur les seins et sur l'utérus, stigmates d'une impuissance complète.

Les grossesses sont rares chez les morphinomanes, mais elles ne semblent pas fâcheusement influencées par la morphine ; on a cru remarquer qu'elles étaient un peu prolongées. Je vous ai dit que, dans un cas signalé par Charcot,

(1) Chambard, *Les morphinomanes, étude clinique médico-légale et thérapeutique*. Bibliothèque Charcot-Debove, p. 102.

(2) Levinstein, *Centr. für Gyne.*, 1887, n° 40.

(3) Brouardel, *Le Mariage*.

le fœtus avait des mouvements désordonnés quand la mère ne recevait pas à l'heure voulue sa dose habituelle de morphine. En général, l'enfant issu d'une mère morphinomane n'est pas brillant; il est malingre, chétif et est parfois lui-même congénitalement morphinomane, puisque, ainsi qu'il ressort des faits rapportés par des auteurs allemands et américains, on ne peut lui procurer le calme et le sommeil qu'en lui faisant des injections de morphine. Mais, même si la mère n'est pas morphinomane, la morphinomanie seule du père est suffisante pour entraîner chez l'enfant les conséquences les plus graves. Un diplomate qui prenait chaque jour environ 0gr,30 de morphine eut trois enfants : le premier mourut le troisième jour; le second, idiot, mourut phtisique à seize ou dix-sept ans; le troisième était imbécile, dépravé, puis dément.

Les *urines* contiennent de la morphine, qu'il sera utile de chercher, car, quand le malade nie, ce sera un moyen de lui faire avouer son vice.

Presque toujours il y a de l'albuminurie. Levinstein a signalé chez les morphinomanes une albuminurie morphinique, qui varie d'intensité suivant l'ancienneté de l'intoxication et qui durerait plusieurs mois après la cessation de la morphine. Le Dr Huchard a décrit trois cas d'albuminurie qu'il attribue à la morphinomanie. Pour lui, il existerait deux sortes d'albuminurie morphinique, l'une passagère et peu abondante, sans lésions rénales, qui reconnaît comme cause principale l'action de la morphine sur les centres centrobulbaires; l'autre, plus abondante, qui peut devenir mi-permanente, n'apparaît que plus tard et est due à des modifications de la tension artérielle qui déterminent une congestion passive répétée des reins, dont une néphrite parenchymateuse peut être la conséquence.

C'est Claude Bernard qui, le premier, a montré que

l'opium exaltait la fonction glycogénique du foie et déterminait un certain degré de glycosurie passagère. Levinstein a démontré expérimentalement l'existence d'un diabète passager en rendant des chiens morphinomanes. Le Dr Pichon dit cependant n'avoir jamais rencontré de morphinomane diabétique (1).

La *peau* présente un piqueté caractéristique, tatouage produit par les milliers de piqûres que s'est faites le malade; il existe également des nodosités plus ou moins enflammées, causées par les piqûres faites sans aucune précaution antiseptique, car si au début le malade surveille sa piqûre, il arrive bientôt à une indifférence absolue, et il pratique son injection sans prendre aucune précaution. Il arrive même, surtout chez les femmes, que l'aiguille est laissée en place de manière à n'avoir pas besoin de multiplier les piqûres. En fait, on en trouve de nombreuses traces dans toutes les régions du corps que le morphinomane peut atteindre; sur les bras, les cuisses, les jambes, le ventre, le nombre des piqûres qu'on a pu relever s'élevait, dans certains cas, jusqu'à 20 ou 25 000, et même le Dr Pichon, chez un malade, a pu compter 63 000 piqûres.

Souvent une piqûre septique provoque un abcès dont l'évolution est très rapide, qui ne semble pas donner lieu à de grandes douleurs et qui guérit assez bien; cependant, parfois, il se produit des phlegmons très graves qui ont pu emporter le malade.

On a parfois, en dehors de toute évolution d'abcès, observé, chez les morphinomanes, une légère élévation de la température le soir.

L'*état général* est extrêmement mauvais; la face est pâle, l'œil morne, la pupille rétrécie. Le morphinomane, voûté,

(1) Chambard, *Les morphinomanes*. Bibliothèque Charcot-Debove.

vieilli avant l'âge, est indifférent à tout et à tous; il aime à être seul; tout travail le fatigue et lui est pénible; il maigrit, se cachectise et devient bien souvent la proie de la tuberculose.

Le *système nerveux* est, somme toute, peu touché; il existe parfois de l'hémiplégie motrice, de la perte de sensibilité; mais nous ne devons pas oublier que nous sommes souvent en présence d'individus dégénérés ou hystériques, et il est parfois difficile de distinguer ce qui est la part du terrain et celle de l'intoxication. Il en est de même des troubles sensoriels : abolition du réflexe pupillaire, diminution du champ visuel, hémi-surdité, diminution du goût, qui sont si fréquents chez les hystériques.

M. Jouet a décrit un *tremblement morphinique* « qui semble résulter d'un mouvement de torsion du membre sur lui-même tenant à la contraction alternative et continue des muscles supinateurs et pronateurs. Les oscillations procèdent par poussées de cinq à six, pas davantage; leur amplitude est variable, mais les intervalles qui les séparent sont égaux. »

Les traumatismes sont particulièrement graves chez les morphinomanes. Verneuil était d'avis qu'il ne fallait entreprendre aucune opération sur eux. Dans tous les cas, la guérison est extrêmement lente. D'après Richardière, les maladies aiguës sont également très graves; la pneumonie, par exemple, évolue chez eux de la même manière que chez les alcooliques; il y a un délire extrêmement violent que l'injection morphinée fait cesser, et la mort est la terminaison la plus fréquente de la maladie. Bien entendu, de même que pour l'alcoolique, la privation de l'excitant habituel au cours d'une maladie peut avoir les plus funestes conséquences.

Amorphinisme. — La privation de la morphine est pour

le morphinomane une terrible souffrance. A l'heure de la piqûre, il éprouve du malaise, il est inquiet, il s'agite, il est incapable d'attention ; il a des bâillements, des éternuements accompagnés parfois d'un flux nasal ; les pupilles se dilatent. C'est l'état de besoin ; le malade sent qu'il s'effondre, qu'il disparaît ; il ne s'agit plus alors de volupté, il s'agit de la vie même, qui peut être compromise si la drogue nécessaire au fonctionnement cérébral et à l'être tout entier n'est pas rapidement administrée.

Quand la privation dure plusieurs jours, le malade peut tomber dans un anéantissement absolu, dont seule la morphine le tirera.

En 1885, je fus commis avec Charcot et M. Motet pour examiner une jeune morphinomane dont voici l'histoire (1) :

A l'âge de onze ans, en 1871, elle avait assisté à l'exécution d'un groupe d'insurgés dans le jardin de l'église Sainte-Marguerite, et, à la suite de l'émotion ressentie, elle eut des troubles nerveux qui la mirent dans l'impossibilité de se livrer à aucun travail. En 1875, on lui fit des piqûres de morphine qui l'améliorèrent, mais elle devint morphinomane.

En novembre 1885, elle fut arrêtée pour vol d'une couverture et conduite à la prison de Saint-Lazare. N'ayant plus de morphine à sa disposition, elle tomba dans un état de prostration absolu. Elle fut conduite au Palais de justice et condamnée à trois mois de prison. Ramenée à Saint-Lazare, elle entra à l'infirmerie, où l'on s'aperçut qu'elle était morphinomane. On lui fit des piqûres ; elle revint pour ainsi dire à la vie et manifesta le plus grand remords de l'acte qu'elle avait accompli. L'interne de service, qui avait reconnu en elle une hystérique et qui avait même pu provoquer une crise, lui conseilla de faire appel du jugement qui l'avait frappée.

(1) Pièce annexe n° 7.

Le directeur de la prison, en transmettant la demande d'appel, dit qu'elle avait été suggérée à la malade par l'interne.

Après examen, nous avons conclu dans notre rapport qu'en signant son pourvoi la condamnée avait agi dans la plénitude de sa volonté, mais que, lorsqu'elle avait passé en jugement, elle n'avait pas tous ses moyens de défense, attendu que, la morphine lui ayant été supprimée brusquement, elle avait eu des spasmes, des syncopes et qu'elle était, au moment de sa comparution devant le tribunal, dans un état de dépression mentale tel, qu'elle avait été conduite au Palais de justice, condamnée et ramenée à Saint-Lazare sans avoir conscience de ce qui s'était passé.

Dans ces conditions, la Cour d'appel admit les circonstances atténuantes, et cette malheureuse jeune fille fut condamnée au minimum de la peine avec application de la loi de sursis.

Une autre fois, une femme fut arrêtée, et l'avocat s'étant aperçu que sa cliente était morphinomane lui fournit une seringue et de la morphine ; elle se fit successivement six ou sept piqûres et présenta une intoxication aiguë dont on eut beaucoup de peine à la guérir.

A la suite de l'amorphinisme, on voit parfois survenir des accidents cholériformes : de la diarrhée accompagnée d'algidité, de cyanose, d'hypothermie et de douleurs qui ont pu, à l'infirmerie du Dépôt, faire croire à un cas de choléra. Une injection de morphine fit tout rentrer dans l'ordre.

Dans certains cas, l'absence de morphine donne lieu à la production de douleurs ostéocopes très violentes.

Je vous ai dit que souvent les hystériques morphinomanes n'ont pas de crises ; je n'y reviens pas.

Au cours de l'amorphinisme, il y a rarement des hallucinations, à moins qu'il n'y ait association avec une autre intoxication chronique, alcool et surtout cocaïne ; de plus, il faut compter avec le terrain sur lequel évolue le morphinisme et se souvenir que très souvent les morphinomanes sont des hystériques et des dégénérés.

Dans d'autres cas, les morphinomanes, privés de leur poison, sont pris d'impulsions violentes, qu'il leur est pour ainsi dire impossible de ne pas suivre ; ils agissent avec une irréflexion absolue, et il arrive parfois que ces personnes sont dans un état de besoin tel que, ne pouvant se procurer de morphine, elles en arrivent au suicide.

Enfin, Messieurs, au cours de l'amorphinisme, il est des malades qui tombent dans le collapsus et meurent subitement ; le nombre des morphinomanes qui finissent ainsi n'est pas rare; il serait facile de réunir une vingtaine d'observations.

5° Responsabilité des morphinomanes.

En France, au point de vue de la responsabilité, la morphinomanie a été assimilée à l'ivresse ; on considère que le fait qu'un délit a été commis par suite d'une habitude mauvaise ne peut constituer une excuse à ce délit. Il n'y a pas inconscience, car le morphinomane aussi bien que l'ivrogne sait qu'il a tort de se livrer à l'abus de substances nuisibles.

Bien entendu, on tient compte du terrain, de la dose de morphine employée, et il est des cas dans lesquels on peut conclure à une responsabilité diminuée.

A l'étranger, particulièrement en Allemagne, où Lewin a fait adopter cette théorie, on conclut à l'irresponsabilité, et on considère le morphinomane comme un malade qui, de même que l'alcoolique, doit être mis en tutelle. Le jury anglais a acquitté un médecin morphinomane qui avait causé la mort de trois enfants atteints de rougeole en leur faisant prendre des doses exagérées d'opium.

Il me semble difficile d'adopter en France la théorie de Lewin. En France, il n'existe pas d'asiles spéciaux pour les morphinomanes, et, d'autre part, il est impossible de recevoir les morphinomanes dans les asiles d'aliénés. En Allemagne, au contraire, il existe des asiles spéciaux pour morphinomanes, où on les traite et les guérit de manière à les rendre à la société sans danger pour eux-mêmes et pour les autres. Chez nous, rien de tel n'existe : c'est une lacune à combler.

Il est certaines professions qu'il est dangereux de laisser exercer par un morphinomane. Je vous ai rapporté l'histoire d'un médecin morphinomane qui avait oublié tout ce qui avait trait à la médecine et qui, cependant, pouvait légalement exercer sa profession.

Voici un exemple rapporté par M. Besançon.

Un pharmacien, en même temps morphinomane et cocaïnomane, avait des hallucinations telles que, en plein jour, il était allé demander l'assistance d'un agent de police pour chasser les moustiques qui avaient envahi son officine. Le gardien de la paix fit son rapport; la Préfecture de police fit une enquête qui montra que le pharmacien était depuis longtemps morphinomane. La Préfecture avisa l'École de pharmacie ; celle-ci délégua deux professeurs, qui firent un rapport dans lequel il était dit que ce pharmacien était en voie de guérison, qu'il ne se faisait plus que six piqûres par jour et qu'il avait promis de diminuer encore. Vous avouerez, Messieurs, que les rapporteurs ont été bien optimistes, et ce n'est pas sans un profond sentiment de crainte que je ferais préparer un médicament par ce pharmacien.

A Bordeaux, la femme d'un pharmacien fit prévenir le préfet que son mari était morphinomane et qu'il exécutait les ordonnances médicales au hasard ; elle le surveillait autant que possible, mais elle vivait, disait-elle, dans des transes continuelles, craignant toujours qu'il ne commette quelque funeste erreur. Le préfet en référa au Garde des sceaux, qui me demanda mon avis. Messieurs, je ne pus que répondre que rien dans les lois ne prévoit le délit qui peut être commis dans l'exercice de la profession en dehors de l'aliénation mentale. Et, comme la morphinomanie ne peut être assimilée à l'aliénation mentale, nous sommes complètement désarmés. A quelque temps de là, le pharmacien se prend de querelle avec un de ses clients et jette un bocal à la tête de celui-ci. La police intervient, des poursuites sont engagées, et le pharmacien est condamné pour coups et blessures. Aussitôt la femme voulut vendre l'officine, mais le mari revint guéri avant que l'acte de vente ne fût signé, et il refusa de continuer les pourparlers engagés par sa femme. Quelques semaines après, il retombait dans sa funeste habitude, et il mourut subitement quelques mois plus tard.

Ce ne sont pas les seules professions qu'il est dangereux de laisser exercer par les morphinomanes. Je vous ai dit que, pour se procurer de la morphine, les malades n'hésitent pas à commettre un vol, c'est ce que j'appellerai volontiers la forme aiguë. Mais à côté de cet acte se trouve, sous l'influence de la perte du sens moral, l'inaptitude à gérer une caisse, la tentation est grande, la résistance de la volonté est nulle, et, lorsqu'on prend en faute le caissier infidèle, dans sa défense ne paraît pas l'idée de la gravité de la faute. Sa responsabilité est bien faible, car la faute a été presque inconsciente.

Qu'il s'agisse d'un officier, d'un magistrat, le danger n'est pas moindre, et la mise hors des fonctions s'impose.

6° Anatomie pathologique.

Les lésions trouvées à l'autopsie des morphinomanes sont peu caractéristiques; on a signalé quelques lésions hépatiques, la dégénérescence granuleuse des fibres nerveuses cérébrales, des névrites périphériques, de la stéatose du cœur, etc.

7° Diagnostic.

Le diagnostic est facile ; l'état général du malade, mais surtout les traces de piqûres et d'abcès vous mettront sur la voie, l'analyse des urines confirmera le diagnostic en dépit des dénégations du malade, qui, craignant d'être privé de sa morphine, n'avouera que devant l'évidence absolue.

8° Traitement.

Pendant la première période de la morphinomanie, la famille intervient souvent d'une façon dangereuse pour le malade. Elle va trouver le pharmacien habituel et lui demande de diminuer progressivement le titre de la solution. Tout d'abord il se peut que le malade s'en aperçoive à la sensation épigastrique que je vous ai signalée et que, voyant que son pharmacien habituel est de connivence avec sa famille, il aille chez un autre qui lui donnera la solution au titre ordinaire.

Mais là n'est pas seulement le danger, ainsi que le prouve l'exemple suivant :

Il y a quelques années, un médecin de Bordeaux avait dans sa clientèle un malade qui, à la suite d'une névralgie faciale soignée par des injections de morphine, était devenu morphinomane. Il était progressivement arrivé à s'injecter de 15 à 20 centigrammes par vingt-quatre heures.

Le médecin tenta vainement de la persuasion, et, dans le but de guérir le malade à son insu, il lui donna une ordonnance portant la mention « à renouveler », qu'il lui recommanda de toujours faire exécuter chez le même pharmacien. Il s'était entendu avec ce dernier pour qu'il diminuât lentement le titre de la solution, sans en rien dire au malade.

Au bout de quelques mois, le morphinomane était à peu près guéri et ne s'injectait plus qu'une dose insignifiante. Un jour le malade s'absentant pour ses affaires s'aperçut qu'il avait oublié sa solution de morphine. Il était en état de besoin ; il entra chez un pharmacien quelconque, qui, n'étant pas prévenu, exécuta l'ordonnance telle qu'elle était formulée. Le malade n'était plus accoutumé à la morphine, et il succomba en vingt-quatre ou trente-six heures à une intoxication suraiguë.

Vous devez aussi, Messieurs, être en garde contre la supercherie des malades ; il y a, pour la morphine et les seringues, les cachettes les plus imprévues. Quelques femmes dissimulent l'instrument de leur vice dans leur chignon et même dans les cavités naturelles ; pour se procurer de la morphine, le morphinomane emploie tous les moyens ; on en a vu recevoir de la morphine dans des boites à poudre de riz, dans des pâtisseries, dans des bijoux, dans des peignes creux, dans des bobines de soie ; souvenez-vous que le morphinomane ment toujours.

Le traitement dans la famille est impossible, car il ne suffit pas seulement de démorphiniser le malade, mais il faut l'empêcher de se remorphiniser ; or, dans la famille, ce sont parfois ses proches qui, émus de ses souffrances, lui donneront la morphine qu'il réclame, ou ce sera quelque domestique qu'il soudoiera. J'ai vu pourtant réussir le traitement chez la femme d'un magistrat. Celui-ci l'avait isolée dans son château. Il ne la quittait pas ; en deux mois, par diminution successive, la guérison fut complète. Mais six mois plus tard les habitudes étaient reprises.

En règle générale, pour guérir le morphinomane, il faut qu'il soit isolé et qu'il n'ait pas d'argent.

a) *Suppression brusque.* — Le Dr Guimbail décrit ainsi le traitement préconisé par Levinstein (1) :

La suppression brusque ne peut se faire qu'à l'intérieur d'une maison de santé, et elle nécessite une surveillance rigoureuse de toutes les minutes. Il est nécessaire de couper toute espèce de communication du malade avec l'extérieur. Dès son arrivée à l'établissement, il est immédiatement placé dans un bain : ses vêtements sont changés, les moindres détails de sa toilette sont scrupuleusement examinés; aucun objet ne lui est laissé entre les mains, sans avoir au préalable subi une inspection minutieuse. Les livres, les brosses, les menus objets tels que porte-cigares, pendules de voyage sont soupçonnés de renfermer le précieux alcaloïde. Les semelles des souliers, les pantoufles, les cuirs des chapeaux, sont visités avec soin.

Placé à son arrivée dans une cellule où il doit garder le lit, confortablement nourri, le malade se gardera de faire aucune réclamation, elle ne serait pas écoutée.

Habituellement le premier ou les premiers jours se passent sans incident notable. Le morphinomane a le soin de prendre avant d'entrer dans l'établissement la dose de luxe qui lui permet de ne pas trop souffrir de la suppression brusque.

Au bout d'un temps variable, suivant les sujets, éclate un véritable délire maniaque avec agitations, violences, imprécations, supplications. Le malade s'en prend aux

(1) Guimbail. *Les morphinomanes*, p. 262.

objets qui l'environnent, aussi les meubles, le lit, la chaise longue sont-ils fixés au mur ou au parquet. Les portes sont closes, les fenêtres grillagées. L'éclairage et le chauffage sont hors de la portée du malade.

On comprend l'importance du personnel : gardes, gens de service, etc., en cette occurrence. Constamment sur pied, il leur faut déployer en même temps qu'une grande douceur une fermeté inébranlable.

Cet état dure d'ordinaire plusieurs jours, de 5 à 12, pendant lesquels les crises surviennent en s'éloignant et en diminuant d'intensité. Chez les uns, la guérison suit ; les autres tombent dans l'adynamie, le collapsus, et des soins spéciaux et rapides deviennent nécessaires, en face de cet état nouveau qui met en danger la vie du morphinomane.

Applicable à certaines constitutions robustes, chez qui l'intégrité des organes de la circulation a été nettement constatée, dont l'excitabilité du système nerveux cérébro-spinal n'est pas exagérée, cette méthode brutale trouve rarement son indication. Il faut au médecin une certaine audace pour la tenter même lorsque les conditions que je viens de signaler se trouvent réunies.

Il peut arriver que dans une crise paroxystique le malade tombe dans le collapsus et meure subitement ; d'autres fois, même sans que le collapsus soit complet, le malade cesse tout à coup et définitivement de respirer. Quelquefois aussi il y a les accidents cholériformes, dont je vous ai parlé.

Messieurs, c'est là un traitement brutal qui compte des succès, mais que je ne vous conseille pas d'employer.

b) *Procédé en terrasse.* — Pour réussir, il faut la complicité du malade. Si nous prenons par exemple un morphinomane qui s'injectait 60 centigrammes de morphine, on peut très rapidement, en un ou deux jours, arriver à la dose d'environ 40 centigrammes; mais, si on descend au-dessous, il y a des troubles. Il semble que les 20 centigrammes qu'on a pu supprimer brusquement constituaient une dose de luxe qui n'était pas indispensable au malade et que les 40 centigrammes restants formaient la dose d'entretien.

Peu à peu la dose pourra être diminuée à 30, 20, 10, 5 centigrammes, enfin on l'amènera à 0.

La durée de ce traitement est de six semaines à deux mois, pour éviter les accidents de démorphinisation.

Il arrive assez souvent que les malades ont des insomnies; vous les combattrez par l'administration de pilules d'opium de 10, 15 ou 20 centigrammes, dont vous pourrez ensuite sans danger sevrer brusquement le malade. Je vous recommande de ne pas recourir à la cocaïne.

En même temps, je vous conseille de tenir votre malade au lit ; vous en êtes d'abord plus maître, et, d'autre part, vous éviterez quelques petits accidents tels que les vertiges et les vomissements, qui n'offrent aucun danger, mais sont fort désagréables.

Cette méthode n'est guère applicable qu'en maison de santé.

Par cette méthode, Messieurs, vous obtiendrez la guérison. Sera-t-elle définitive et serez-vous à l'abri des rechutes? Hélas! non, il y a fort à craindre que, si quelque jour votre malade se trouve en contact avec un morphinomane actif, si quelque jour il a en sa possession une seringue et une solution de morphine, il ne retombe dans ses anciens errements, et le vieil adage « qui a bu boira » peut, malheureusement, s'appliquer à la morphine avec autant de vérité qu'à l'alcool.

III. — INTOXICATION PAR LA COCAÏNE

La coca (*Erythroxylum coca*) est un arbuste de Bolivie dont les feuilles sont surtout utilisées. Dans le pays d'origine, on les mâche. On les emploie en médecine, soit réduites en poudre, soit à l'état d'extrait alcoolique ou de teinture, soit sous forme de macération dans un vin fortement alcoolisé.

D'après le Dr Knapp de New-York, la cocaïne aurait été découverte en 1855 par Gordeck.

La *cocaïne*, alcaloïde de la coca, se présente sous forme de cristaux incolores, solubles dans 704 parties d'eau, assez solubles dans l'alcool, l'éther, la vaseline et les corps gras; sa saveur est amère, et elle émousse pendant quelque temps la sensibilité de la langue. Cet alcaloïde est entré dans la pratique médicale depuis que Koller (de Vienne), au Congrès ophtalmologique de Heidelberg en 1884 (1), en a étudié les usages et les propriétés anesthésiques déjà signalées par Laborde en 1884. Le sel le plus souvent employé est le chlorhydrate, qui est soluble dans deux fois son poids d'eau.

I. — Mode d'action, absorption et élimination.

Comment la cocaïne et ses sels produisent-ils l'anesthésie? Laborde (2), Laffont, etc., ont donné à la cocaïne le

(1) Karl Koller, *Emploi de la cocaïne pour l'œil* (Wiener med. Woch. n° 43, 1884).

(2) Laborde, *Soc. de biologie*, 22 nov. 1884, 29 nov. 1884, octobre 1887.

nom de *curare sensitif*. La cocaïne aurait une action élective sur les extrémités nerveuses sensitives, de même que le curare en a une sur la plaque motrice.

Cette théorie ne rend pas compte de tous les faits, et les expériences de Kochs, Alms (1), Mosso (2), Fr. Franck (3), etc., ont montré que la cocaïne agit sur les cellules nerveuses de la moelle; celles de Charpentier (4), Bernacki, Tuman, Bianchi et Giorgevi (5), Carvalho, E. Belmondo (6), etc., ont établi que la cocaïne agit aussi sur les hémisphères cérébraux. L'action de la cocaïne n'est donc pas exclusivement médullaire.

Dastre (7) place la cocaïne à côté des anesthésiques généraux, parce qu'elle agit sur tous les protoplasmas animaux et végétaux, parce qu'elle exerce comme eux une action d'arrêt sur les cils vibratils, sur les ferments et même sur la germination.

M. le professeur Maurel, de Toulouse (8), dans un livre contenant l'exposé de très nombreuses expériences, insiste sur le rôle que jouent les globules blancs.

Tous les auteurs sont d'accord sur un point. Une injection de cocaïne détermine un arrêt de la circulation locale avec anémie des tissus. Pour les uns, il s'agit simplement

(1) Alms. *Action des alcaloïdes du groupe de la physostigmine et de celui de l'atropino-cocaïne* (*Arch. für anat. und physiol. Phys.*, Abth., p. 416, 1888).

(2) U. Mosso. *Action physiologique de la cocaïne* (*Arch. für exper. Path. und Pharm.*, XXIII, p. 153, 1887, et *Archives italiennes de biologie*, t. XIV, fasc. III, 1891).

(3) Fr. Franck. *Action paralysante locale de la cocaïne sur les nerfs et les centres nerveux* (*Arch. de physiologie*, p. 562, 1892 ; *Acad. des Sc.*, 2 mai 1892).

(4) Charpentier, Regnard, R. Dubois. *Action sur la fermentation alcoolique et la germination* (*Soc. de biologie*, 11 et 17 janvier 1885).

(5) Bianchi et Giorgevi, *Action de la cocaïne sur le cerveau* (*La réforme médicale*, 3 nov. 1887).

(6) Belmondo, *Modifications de l'excitabilité corticale déterminées par la cocaïne* (*Lo sperimentale*, XLIV, août 1891).

(7) Dastre, *Revue des Sciences médicales*, 1902.

(8) Maurel, *Cocaïne, ses propriétés toxiques et thérapeutiques*, 1895.

d'une vaso-constriction des capillaires ; pour le professeur Maurel, la cocaïne provoque la contraction des petits vaisseaux, mais de plus les leucocytes se gonfleraient, prendraient une forme sphérique et oblitéreraient les capillaires.

Puis, lorsque la cocaïne pénètre dans la circulation générale, elle agirait sur les éléments nerveux, notamment sur le cerveau et la moelle. C'est la manifestation de cette action, seconde dans le temps, qui intéresse surtout la toxicologie.

L'*absorption par les muqueuses* est assez rapide; il suffit de les badigeonner pour que la sensibilité soit émoussée au moins dans les couches superficielles : l'absorption est d'autant plus rapide que la muqueuse est irritée, enflammée, congestionnée et que son épithélium est plus mince.

La *peau saine* n'absorbe pas la cocaïne : il faut, pour que l'effet anesthésiant se produise, soit que la peau soit dénudée, soit que l'on porte l'alcaloïde dans le tissu intra-dermique ou sous-dermique à l'aide d'une seringue de Pravaz.

Ainsi utilisée, la cocaïne provoque une anesthésie de la région; celle-ci est entourée par un cercle blanchâtre marquant la zone dans laquelle s'est produite l'action de l'alcaloïde.

L'absorption par les tissus enflammés, riches en vaisseaux, est extrêmement rapide.

L'*élimination* se fait par les reins, mais il ne passe dans les urines que la cinquième partie environ de la cocaïne ingérée; les quatre autres cinquièmes sont transformés dans l'économie. On a beaucoup discuté pour savoir si la désorganisation se faisait dans tous les tissus ou seulement dans certains d'entre eux. Il ressort d'expériences de M. Gley que c'est surtout dans le foie que s'opère cette transformation. Il a remarqué, en effet, que la dose mortelle de cocaïne était de 2 centigrammes par kilogramme quand on l'injecte dans la circulation générale, alors qu'elle est de 4 centigrammes, la moitié, par kilogramme d'animal, quand on l'injecte dans le réseau de la veine-porte. (1) Cette expérience est bien d'accord avec celles de Bouchard et de son école, qui affirment que les alcaloïdes se détruisent dans le foie. C'est exact dans la majorité des cas, mais je n'oserai pas soutenir qu'il en soit toujours ainsi.

II. — Intoxication aiguë.

1° Ingestion stomacale.

Dans l'Amérique du Sud, il arrive parfois des accidents aigus par suite de la mastication d'une quantité trop élevée de feuilles de coca, mais cet accident serait rare.

L'ingestion stomacale de cocaïne à dose excessive résulte presque toujours d'une méprise du médecin, du malade ou du pharmacien.

Il y a quelques années, un médecin du département de l'Oise me demanda mon avis sur le cas suivant : ce médecin avait ordonné à une de ses malades d'une part un vomitif, d'autre part une solution de 0gr,60 de cocaïne dans 20 grammes de glycérine pour faire des badigeonnages dans la gorge ; le médecin avait même spécifié sur son ordonnance, pour cette seconde prescription : « médicament pour l'usage externe ». Par suite d'une erreur, le pharmacien intervertit les étiquettes et colla sur le collutoire l'étiquette du vomitif avec la mention : à prendre en une fois à jeun.

La malade avala d'un seul coup les 60 centigrammes de cocaïne et eut presque aussitôt d'accidents très graves d'intoxication : après avoir été en état syncopal et avoir pris

(1) Gley, *Comptes Rendus Soc. Biologie*, 4 juillet 1891, p. 560.

un émétique, la malade se rétablit promptement. Des poursuites étant engagées, le médecin, qui devait être entendu comme témoin, me demandait à quelle dose la cocaïne introduite dans l'estomac pouvait entraîner la mort. Je répondis que la cocaïne, prise par la voie stomacale, peut produire des accidents graves à la dose de 30 à 40 centigrammes.

Le Dr Eon cite des cas de guérison après absorption stomacale de 0gr,15 et 0gr,45 (1).

M. Vibert a observé le cas suivant : le père et la fille se partagèrent une potion qu'ils croyaient contenir 1 gramme d'antipyrine et qui contenait 1 gramme de cocaïne; le père présenta des symptômes extrêmement graves ; il resta plongé dans le coma pendant trois heures, et on fut même obligé de lui faire la respiration artificielle. Chez la fille, l'empoisonnement fut beaucoup moins grave.

Un médecin italien, Montalti, a rapporté le cas d'un homme qui absorba 15 grammes d'une solution de cocaïne à 30 p. 100, soit 1gr,50 de cocaïne, et qui mourut en une demi-heure. M. Danfort Thomas cite le cas d'un homme qui ingéra 1gr,20 de cocaïne et mourut en une demi-heure. M. G. Pouchet a vu un adulte qui, après avoir avalé 2 grammes de chlorhydrate de cocaïne, resta pendant quatre jours dans un état léthargique profond ; après quoi, il guérit rapidement; il a également vu un enfant de neuf ans, qui, après avoir pris 1 gramme de chlorhydrate de cocaïne en solution au vingtième, s'endormit d'un sommeil profond et se réveilla guéri cinq heures plus tard. Lewin a signalé des cas de guérison après l'absorption de 1gr,50 et 1gr,25 de chlorhydrate de cocaïne (2).

L'action de la cocaïne, comme celle de tous les toxiques,

(1) Eon, *Thèse de Doctorat*, 1891.
(2) Lewin et G. Pouchet, *Traité de toxicologie*, 1903, p. 615.

est donc très inconstante suivant les individus, et même elle peut varier lorsque deux applications sont faites chez la même personne. Ainsi on a signalé le cas d'un malade qui, à la suite d'un badigeonnage avec une solution à 4 p. 100, eut de la céphalée et qui mourut en deux heures à la suite d'un second badigeonnage fait avec une solution à 2 p. 100.

Que devons-nous conclure au milieu de ces discordances? Je crois, Messieurs, qu'on peut dire que par la voie gastrique 10 centigrammes peuvent être tolérés, que 30 à 50 centigrammes donnent lieu à des troubles inquiétants de la circulation et de la respiration. Au delà, la dose doit être considérée comme pouvant être mortelle.

2° Absorption par voie rectale.

Je connais deux cas de mort à la suite de l'application de *suppositoires* à la cocaïne. A Longwy, un enfant de quatre ans, qui était atteint de scarlatine, reçut un suppositoire contenant 0gr,25 de chlorhydrate de cocaïne. Le médecin avait voulu écrire chlorhydrate de quinine. A un autre enfant atteint de grippe infectieuse, un médecin avait ordonné deux suppositoires de 0gr,30 chaque à vingt-quatre heures d'intervalle. A la suite du premier suppositoire, l'enfant fut pris de troubles respiratoires et circulatoires qui ne persistèrent pas, et le malade mourut après l'application du second suppositoire. Une enquête fut ouverte et l'autopsie ordonnée. L'expert trouva les poumons extrêmement congestionnés, une myocardite très nette, de sorte qu'il put conclure que les lésions constatées à l'autopsie étaient suffisantes pour expliquer la mort naturelle de l'enfant (1).

(1) Pièce n° 9.

Les *lavements* cocaïnés, qu'à tort, à mon avis, on considère comme une médication externe, ont occasionné des accidents mortels. Kolomnine a rapporté le cas d'une femme atteinte d'une ulcération tuberculeuse du rectum, qui mourut en trois heures après avoir pris un lavement contenant $1^{gr},04$ de cocaïne. Les accidents avaient débuté au bout de trois quarts d'heure.

Je puis encore vous signaler le cas d'un homme de vingt-six ans, atteint d'une fistule anale, qui mourut à la suite de l'administration d'un lavement contenant seulement 8 centigrammes de cocaïne.

Divers facteurs interviennent pour expliquer ces résultats discordants ; nous ne les connaissons pas tous. Il faut retenir les expériences de Gley, lorsque la cocaïne est absorbée par les rameaux de la veine-porte ; en sens inverse, la présence d'ulcération dans le rectum, la congestion de la muqueuse augmentent la rapidité de l'absorption et la gravité de l'intoxication.

3° Absorption par les muqueuses.

Je vous ai dit, Messieurs, que les muqueuses absorbent très facilement la cocaïne, et d'autant plus que la circulation y est plus active ; une muqueuse congestionnée et enflammée absorbera beaucoup plus qu'une muqueuse saine.

Enfin il est un élément sur lequel on n'a pas suffisamment insisté, peut-être, c'est la peur éprouvée par le malade. M. Bour rappelle que, d'après les expériences de Mosso, la peur provoque une vaso-constriction spasmodique qui a pour résultat l'anémie des organes périphériques et du cerveau, une paralysie de l'appareil moteur, et des contractions spasmodiques de tous les muscles de la vie organique ; la respiration est haletante, les battements du cœur sont précipités; la pupille est dilatée par excitation du sympathique, et la paralysie des muscles volontaires est souvent précédée d'un tremblement rapide et convulsif. En somme, il est logique de conclure que ces deux éléments, agissant d'une façon synergique, l'intoxication chez une personne pusillanime pourra intervenir à une dose moitié moindre que chez une personne normale, d'autant plus que les symptômes d'intoxication ont pu se produire par le fait seul de l'émotion, sans qu'il y eût de cocaïne employée, ainsi que l'a montré le cas d'une patiente qui, terrifiée par l'appréhension de la cocaïne, présenta une syncope très grave, alors qu'on lui avait seulement injecté X gouttes d'eau distillée.

Aussi faut-il se souvenir à ce sujet que les névropathes, les personnes émotives, sont plus sensibles à l'action toxique de ce médicament et qu'il vaut mieux renoncer complètement pour elles à l'usage de la cocaïne, ou tout au moins s'en servir avec de plus grandes précautions encore, c'est-à-dire avec des doses plus faibles; avoir du nitrite d'amyle tout prêt en cas d'alerte, maintenir les malades dans la situation horizontale, et suivre les autres règles recommandées par M. Reclus.

Le professeur Lépine dit également : « Il est positif que les anémiques, les nerveux sont beaucoup plus exposés, toutes choses égales, d'ailleurs, à l'intoxication cocaïnique (1). »

Dans les opérations portant sur l'*urètre et la vessie*, on a pu injecter dans le canal jusqu'à 3 grammes de chlorhydrate de cocaïne sans avoir d'accidents. Cependant on a vu survenir des symptômes graves d'intoxication et même la

(1) Lépine, *Semaine médicale*, 1889, p. 179.

mort à la suite de l'injection de doses beaucoup moindres. Dans un cas signalé par Albarran, la mort survint en douze minutes chez un malade calculeux auquel on avait fait une injection intra-vésicale de 60 centigrammes de cocaïne.

Sims rapporte l'histoire d'un malade qui mourut en vingt minutes à la suite de l'injection, dans le canal de l'urètre, d'environ 4 grammes d'une solution de cocaïne à 20 p. 100, ce qui représente un peu moins de 0gr,80 d'alcaloïde. On avait fait cette injection dans le but d'insensibiliser le canal en vue d'une urétrotomie. Aussitôt après l'injection, on constata des contractions spasmodiques du visage, de la dilatation des pupilles et l'arrêt de la respiration, des convulsions épileptiformes et de la cyanose. A l'autopsie, on trouva les viscères et le cerveau congestionnés.

Matison a vu, à la suite d'une injection dans l'urètre de la dose, beaucoup moindre, de 4 centigrammes, la mort survenir rapidement.

Bour (1) a recueilli neuf cas de mort survenant dans ces conditions. Aussi, Messieurs, toutes les fois qu'une muqueuse est enflammée, je vous conseille de vous abstenir de cocaïne, qu'il s'agisse de la gorge aussi bien que de la vessie. Je sais bien qu'on peut objecter que la muqueuse vésicale n'absorbe pas. C'est peut-être vrai quand elle est saine; mais, quand elle est enflammée, il n'en est certainement pas de même.

A la suite d'un badigeonnage sur un *nævus* de la face avec une solution à 4 p. 100, la mort est survenue rapidement. Lewin rapporte un cas de mort en cinq heures à la suite de l'instillation dans l'angle de l'œil de 0gr,25 de cocaïne.

(1) Bour, *Thèse de Paris*, 1901. — *Annales d'hygiène*, 1er mars 1902, p. 272

Le Dr Louy a rapporté le cas d'un malade auquel il ordonna trois fois par jour un badigeonnage avec une solution de cocaïne à 4 p. 100 ; il présenta quelques accidents passagers qui firent suspendre le traitement. Cinq jours plus tard, ce malade mourut à la suite d'un seul badigeonnage avec une solution à 2 p. 100.

4° Absorption par les séreuses.

Il a été publié trois cas de mort après injection de cocaïne dans des cavités closes. Un a été cité par G. Pouchet : on injecta 1gr,50 de chlorhydrate de cocaïne dans une cavité close; on ne dit pas quelle était cette cavité, ni si, après avoir injecté le liquide, on l'a fait sortir.

Dans la discussion provoquée à l'Académie de médecine par M. Reclus (1), M. le professeur Berger dit : « Sans doute il ne faut pas exagérer les dangers de la cocaïne. Je l'emploie volontiers en suivant les principes posés par M. Reclus, et je n'ai jamais eu d'accident. En mon absence, il y a quelques années, un cas de mort est survenu, dans mon service, chez un malade atteint d'hydrocèle, auquel on injecta par erreur une dose trop forte de cocaïne dans la tunique vaginale. Cet accident ne s'est jamais renouvelé depuis que je fais usage de la solution à 1 p. 100 et que je me conforme à la technique recommandée par M. Reclus. »

En 1903 (2), MM. le Dr Roland (de Saint-Étienne) et le professeur Lacassagne (de Lyon) furent commis dans les conditions suivantes : un jeune docteur, le Dr W., appelé auprès d'un malade, à qui il reconnut une hydrocèle vaginale, avait injecté dans cette cavité 40 grammes d'une solution de

(1) *Bulletin de l'Académie de médecine*, 10 février 1903.

(2) P. Brouardel, *Injection de cocaïne dans une hydrocèle* (*Annales d'hygiène*, 1905, t. III).

chlorhydrate de cocaïne à 1 gramme pour 20. La mort survint en une demi-heure ou trois quarts d'heure. Pour sa défense, le docteur W. déclarait s'être conformé aux indications formulées par son maître le Professeur Tillaux. Celui-ci dit en effet : « Le liquide évacué, injectez une trentaine de grammes environ de cocaïne au vingtième (1). »

Il est vrai que, quelques années plus tard, Tillaux revint sur cette question : « J'ai moi-même employé nombre de fois la cocaïne dans ces conditions et sans accident. Cependant un cas de mort est survenu et nous a singulièrement refroidi. J'en suis revenu pour mon compte à la vieille pratique sans cocaïne. »

M. le Dr W... n'avait entre les mains que la première édition du livre de Tillaux, et ce fut l'argument que le professeur Lépine et moi fîmes valoir en faveur du docteur inculpé. Condamné en première instance, il fut acquitté en appel.

Il reste à déterminer pourquoi, dans des centaines de cas, les malades ainsi traités ont eu une immunité absolue, pourquoi il n'en fut pas de même pour le malade du Dr W... En thèse générale, on doit faire remarquer que la solution de cocaïne injectée dans la vaginale n'y reste que deux ou trois minutes, qu'elle est évacuée et que, par conséquent, il n'y a pas absorption de la totalité du liquide injecté, mais seulement d'une très faible quantité de la solution. Mais, dans le cas du Dr W..., une autre explication peut être proposée à titre d'hypothèse. Le sieur B... était tombé dans l'escalier, le 23 août, et l'hydrocèle datait de ce jour ou du lendemain. L'opération fut pratiquée huit jours après, le 31 août. Il y avait plutôt vaginalite subaiguë qu'hydrocèle. Or si, dans une hydrocèle ancienne, la vascularisation de la vaginale est peu développée, dans une

(1) Tillaux, *Traité de clinique chirurgicale*, 1re édit., t. II, p. 410-411 ; 4e édit., 1897, p. 417.

hydrocèle récente la vascularisation devait être plus intense et l'absorption beaucoup plus rapide.

Je pense, pour ma part, que nombre d'immunités et d'accidents en apparence contradictoires peuvent s'expliquer par la difficulté dans un cas, par la facilité dans l'autre, avec laquelle se fait l'absorption. La moindre inflammation, la présence d'ulcérations doit provoquer chez le médecin une réserve excessive dans l'emploi de la cocaïne.

5° Injections sous-cutanées et sous-muqueuses.

Je crois, Messieurs, que l'on peut considérer comme une règle que chez l'adulte une injection sous-cutanée de 5 centigrammes de cocaïne est bien tolérée lorsque la solution est titrée à 1 ou 2 p. 100. Les doses comprises entre 5 et 20 centigrammes sont des doses d'alarme; les accidents mortels sont rares, mais les alertes sont fréquentes. Au delà de 20 centigrammes, tout le monde est d'avis que la cocaïne expose à des dangers mortels.

Vous savez, Messieurs, que les dentistes emploient volontiers la cocaïne; ils font une injection dans la gencive, et l'insensibilisation plus ou moins complète est obtenue.

Dès les premiers temps où les propriétés anesthésiantes de cet alcaloïde ont été utilisées, on a signalé un certain nombre d'accidents, dont quelques-uns se terminèrent par la mort.

Les chirurgiens accusèrent les dentistes « d'avoir compromis la réputation de la cocaïne ». Cette opinion se basait sur une statistique de Wœfler (de Gratz), qui, sur vingt-trois cas d'accidents, dont quelques-uns mortels, consécutifs à des injections, avait noté que dix-neuf fois l'injection avait été faite à la tête.

Depuis lors, les dentistes ont protesté et ont apporté

des renseignements et des statistiques qui méritent d'être retenus.

M. le Dr Cruet (1) a publié un article important dont nous extrayons les faits et les recommandations suivants :

1° Dose du médicament. Il n'est jamais nécessaire de dépasser 2 centigrammes en injections sous-muqueuses pour les petites opérations;

2° Étendue et titre de la solution. M. Cruet se sert d'une solution au 80e (5 centigrammes de sel pour 4 grammes d'eau bouillie) :

3° Position du sujet. Le décubitus horizontal rend les opérations difficiles, et la position assise, le corps bien appuyé lui paraît sans danger, l'expérience le lui a mille fois démontré.

« L'accident que l'on redoute au premier chef, dit M. Cruet, est la syncope ; or, il n'y a pas besoin de cocaïne pour faire syncoper un sujet que l'on opère. Beaucoup de nos malades des consultations dentaires syncopent ou se trouvent mal pendant ou après l'opération, et même avant, sans cocaïne, par terreur de l'opération, émotion ou choc douloureux. C'est un fait sur lequel je ne manque jamais d'appeler l'attention des élèves, pour démontrer que la cocaïne est souvent incriminée à tort. Il est remarquable d'ailleurs que, dans la plupart des cas, l'état syncopal se déclare immédiatement après la piqûre de l'aiguille, alors que la cocaïne n'a certes pas eu le temps d'arriver aux centres nerveux. Ce qui se produit, c'est, en réalité, la syncope des individus que l'on vaccine.

« A la dose de 2 centigrammes, dose toujours suffisante pour avoir une bonne anesthésie, je ne crois donc chez aucun sujet quel qu'il soit, *a priori*, au danger d'accidents

(1) Dr Cruet, *La revue de stomatologie*, mars 1903, p. 121.

immédiats d'intoxication cocaïnique ou d'accidents consécutifs. Mais, pour cela, je crois qu'aucun sujet ne doit être cocaïné ou opéré *à jeun*. On sait qu'une dose minime de substance toxique peut produire dans les conditions de jeûne des effets immédiats et inquiétants de sidération qui ne sauraient pourtant, pour la cocaïne, créer un danger de mort.

« Je dois donc dire qu'à la dose indiquée de 2 centigrammes de chlorhydrate de cocaïne j'ai fait usage de cocaïne chez tout sujet, à tout âge et dans toute condition de santé, pour ainsi dire, même chez des cardiaques Pour plus de dix mille cas, depuis douze ans, que je ne dépasse plus cette dose, tant à l'hôpital que dans ma clientèle privée, je n'ai jamais eu, je ne dirai pas de cas de mort, mais pour ainsi dire pas même de véritable accident. »

Malheureusement cet alcaloïde dangereux est trop souvent manié par des mains inexpérimentées.

Il y a quelques années, j'eus l'occasion, à deux reprises, de m'occuper d'un institut dentaire très achalandé. Une dame avait été insensibilisée ; elle mourut au bout de huit heures en collapsus ; un arrangement étant intervenu entre le directeur de l'établissement et le mari ; l'affaire n'eut pas de suites judiciaires.

Quelque temps après, une nouvelle plainte était déposée par une dame qui, à la suite d'une injection de cocaïne, avait eu des symptômes extrêmement graves, auxquels elle n'avait du reste pas succombé. Un mois plus tard, lors de notre examen, elle avait encore des troubles cardiaques (1). A la suite de ces accidents, je me rendis avec M. Clément, commissaire aux délégations judiciaires, dans cet établisse-

(1) Pièce n° 10.

ment. Nous trouvâmes dans des cabinets séparés un certain nombre de jeunes gens dont aucun ne parlait français, qui étaient occupés à soigner ou arracher des dents; un certain nombre de personnes avaient été insensibilisées à la cocaïne, à l'aide de solutions faites extemporanément par la dissolution dans l'eau de petites pastilles qui ont semblé assez convenablement titrées à 20 centigrammes. Messieurs, aucun de ces jeunes gens ne parlait français, aucun ne connaissait le nom du directeur; la seule personne avec laquelle ils fussent en rapport était le caissier, qu'on était allé chercher et qui nous donna les renseignements. Dans cette maison, il n'y avait pas de dentiste français, mais seulement de jeunes apprentis anglais, serbes et américains, qui venaient faire leurs premières armes sur les mâchoires parisiennes.

Un médecin était bien, paraît-il, attaché à l'établissement, mais il habitait aux Ternes, et la maison en question était située près des Halles. Vous voyez quelle sécurité pour les clients!

M. Hallopeau a rapporté le cas suivant : un malade, à la suite d'une injection de 8 milligrammes de cocaïne sous la gencive, eut, de suite après l'injection, des vertiges, de l'anxiété précordiale. Il fut aussitôt reconduit chez lui et garda le lit pendant quatre à cinq jours. Cependant, bien qu'il ne soit question ici que d'une intoxication qui à aucun moment n'a paru mettre en péril la vie du malade, celui-ci resta pendant cinq ou six semaines dans l'impossibilité de se livrer au moindre travail.

Je vous rapporterai également le cas d'un dentiste de Lille, qui, se servant d'une solution à 1 p. 100, injecta à une dame fort dévote 6 centigrammes de cocaïne; la mort fut presque immédiate. Quand on déshabilla la malade, on s'aperçut que cette dame avait sous ses vêtements, dans un but de mortification, un cilice et autour de la poitrine une corde enroulée tellement serrée qu'elle était incrustée dans la peau.

Dernièrement, M. Gruel a publié un mémoire dans lequel il dit n'avoir observé dans sa clientèle aucun accident depuis vingt ans; il est vrai qu'il n'emploie que des solutions faibles à 2 p. 100 et que de plus il a une très grande habitude de ces opérations.

Knale a rapporté un cas de mort d'une petite fille de neuf ans atteinte de scarlatine, à laquelle il avait fait une injection de 2 centigrammes de cocaïne dans le deltoïde. Dans ce cas, Messieurs, il faudrait savoir quelle part l'intoxication avait dans la mort et si celle-ci n'était pas simplement due à la marche même de la maladie.

Ces cas sont fréquents; en voici deux exemples.

Pour une petite opération sur le cuir chevelu, on fit à une jeune ouvrière de vingt-deux ans une injection avec 0gr,20 de cocaïne. Une demi-heure après l'injection, survint de la faiblesse générale, sensation de froid, dilatation pupillaire. Le visage était fortement coloré. On employa tous les moyens pour combattre cette intoxication. Deux heures et demie après, la respiration était encore rapide, la bouche sèche et le pouls irrégulier. Cet état dura environ trois heures; puis le café, le nitrite d'amyle et les autres agents thérapeutiques firent disparaître ces troubles. Le lendemain la malade était guérie (1).

Bergmann rapporte que, chez un paysan vigoureux qui avait une sciatique, on fit une injection de 0gr,05 de cocaïne qui réussit admirablement: cinq minutes après, il n'avait plus aucune douleur et put rentrer à pied chez lui. Les douleurs étant revenues, on lui fit une injection de 0gr,03

(1) *Wiener. Med. Wochens.*, nº 3, 1900.

de cocaïne. Trois minutes après cette injection, le malade fut pris de faiblesse, de palpitations : le pouls était à 120 et la respiration à 32 par minute. Dix minutes après, il eut des crampes dans les jambes, avec mouvements cloniques. Le visage était rouge, les pupilles dilatées, le réflexe cornéen aboli. Après des soins énergiques, le malade reprit connaissance et revint à la santé (1).

En résumé, Messieurs, quand vous vous servez de la cocaïne en injection sous-cutanée, je vous conseille la plus grande prudence : n'employez que des solutions faibles, et, suivant la recommandation de Hœssel, de Dresde, ne dépassez pas la dose de 3 centigrammes ou mieux, celle de 2 centigrammes.

Méthode de Reclus. — Depuis quelques années, M. Reclus emploie la cocaïnisation en injections intradermiques et sous-cutanées pour faire l'anesthésie locale et pour remplacer le chloroforme. Sa statistique porte sur 7 000 opérations ; il n'a eu à enregistrer aucun cas de mort et n'a eu que quelques alarmes.

M. Reclus pratique suivant cette méthode les opérations les plus graves ; cependant je vous conseille de ne l'employer, même pour des opérations bénignes, que si personnellement vous avez acquis une très grande habileté et surtout si vous avez des aides qui soient habitués à manier la seringue et la cocaïne, ce qui actuellement ne se rencontre guère.

M. Reclus fait un certain nombre de recommandations sur lesquelles j'appelle toute votre attention. Tout d'abord il n'emploie qu'une solution faible à 1 p. 100, puis il pratique une injection traçante, quelquefois rétrograde, de manière à ne pas injecter toute la cocaïne à la même place ; de

(1) *München. Med. Wochens.*, n° 12, 1900.

plus, quand faire se peut, on oppose une barrière à l'absorption de la cocaïne par les veines, grâce à la bande d'Esmarch.

De plus M. Reclus n'opère jamais un malade que couché, horizontalement, contrairement à ce que font les dentistes et les oculistes, qui emploient trop souvent la cocaïne le malade étant assis.

Comme contre-indication à sa méthode, M. Reclus n'en voit guère. Il préfère cependant employer le chloroforme chez les enfants qui le supportent d'une façon remarquable et ne se sert pas non plus de la cocaïne quand il s'agit d'une opération non réglée, où il risque d'y avoir trop d'imprévu.

Par sa méthode, M. Reclus fait les opérations les plus longues et les plus délicates, mais il est si économe de son alcaloïde et le manie de si merveilleuse façon qu'il arrive, pour une laparotomie, à ne pas employer plus de 17 à 19 centigrammes de cocaïne.

Cependant on a fait quelques objections : la première est basée sur les alertes qui parfois se produisent avec des doses de 4 centigrammes et d'après Hugenschmidt même avec des doses de 3 et même 2 milligrammes ; la seconde est la difficulté de trouver des aides ayant une connaissance suffisante de cette méthode ; ce sont ces raisons qui font que, malgré son autorité et ses succès, M. Reclus n'a eu que peu d'imitateurs.

6° Rachicocaïnisation.

La rachicocaïnisation, méthode de Bier qui a été préconisée en France surtout par Tuffier, consiste à injecter dans le canal rachidien une quantité déterminée de chlorhydrate de cocaïne de manière à obtenir l'anesthésie générale.

Voici le mode opératoire recommandé par Tuffier : le malade étant assis le dos légèrement courbé de manière à faire saillir les apophyses épineuses de la colonne vertébrale, ou étant couché en chien de fusil, on pratique avec l'aiguille une ponction dans le canal médullaire, dans l'espace intévertébral qui sépare la quatrième de la cinquième lombaire, ou dans celui qui sépare la troisième de la quatrième. En opérant à ce niveau, on ne risque pas de blesser la moelle, qui se termine, vous le savez, entre la première et la seconde vertèbre lombaire.

Avant de rechercher les troubles dus à la rachicocaïnisation, voyons ceux qui sont imputables à la ponction simple (1). M. le Dr Milian a bien étudié ceux-ci (2). Alors que le liquide coule goutte à goutte, le patient est souvent pris, au bout de quelques instants, de vertiges, d'éblouissements, de tintements d'oreilles. D'autres ont des défaillances, des syncopes. M. Milian a observé lui-même un véritable ictus apoplectique chez un jeune homme de vingt-quatre ans, neurasthénique. L'ictus dura trois ou quatre minutes, et les malaises huit jours environ.

Après ces accidents initiaux, il y a des accidents consécutifs. Parfois même, alors que le premier jour il n'y a pas eu de céphalée, le lendemain il y en a une violente, le sommeil est impossible; le troisième jour, elle augmente, il y a des nausées, des vomissements, la température peut s'élever. Chez les hystériques, il y a parfois des menaces apparentes de méningite.

M. le Dr Milian considère ces accidents comme fréquents, excepté chez les malades atteints d'une lésion cérébrale grave, et surtout chez les paralytiques généraux. Il conseille de ne retirer que 1 ou 2 centimètres cubes de liquide pour éviter ces accidents.

« La mort immédiate, dit le Dr Milian, ou se produisant

(1) Pièce annexe n° 11.
(2) Dr Milian, *Revue des hôpitaux*, avril 1904.

dans les heures qui suivent la ponction, est un accident que je n'ai heureusement pas encore eu l'occasion d'observer. C'est d'Allemagne qu'en viennent les relations publiées par Fürbringer, Lichtheim, Krönig, etc. On ne s'en étonnera pas si l'on songe que les médecins d'outre-Rhin considèrent comme une dose minime de liquide à extraire celle de 100 à 150 centimètres cubes, au besoin renouvelable, et n'hésitent pas à faire tomber la pression intrarachidienne de 420 à 180 millimètres. Un auteur allemand, expérimentant sur le chien, a montré que de semblables soustractions provoquent dans toute l'étendue du névraxe de sérieuses altérations (lésions de chromatolyse, petits foyers apoplectiques). »

Lorsqu'on veut pratiquer la rachicocaïnisation, on laisse s'échapper quelques gouttes du liquide céphalo-rachidien, et on injecte dans la cavité médullaire 1 ou 2 centigrammes de chlorhydrate de cocaïne. Tuffier pense qu'il vaut mieux pousser l'injection lentement ; Chaput, au contraire, préfère la pousser rapidement. Ce sont là des questions de technique dans lesquelles je ne saurais entrer. Au bout de quatre à dix minutes, l'anesthésie se produit ; mais parfois elle est plus lente à apparaître, et Segond l'a vue à plusieurs reprises ne se manifester qu'après vingt ou trente minutes.

Immédiatement après l'injection, il y a du malaise, des sueurs, de la fréquence du pouls. Après l'anesthésie, on a noté de la céphalée, des vomissements avec une élévation de la température qui parfois peut atteindre 40° et s'accompagner de cris, de gémissements, de lamentations : symptômes de méningisme.

Au début, la rachicocaïnisation fit merveille, et l'on crut avoir découvert la méthode appelée à détrôner et le chloroforme et l'éther.

Cependant le Dr Prouff (de Morlaix) avait signalé un cas de mort en dix-sept heures après des douleurs atroces. La malade fut rachicocaïnisée à huit heures du matin ; on fit une petite opération sur le pied. Il n'y eut aucun accident immédiat. A une heure, les douleurs arrachaient des cris à la malade. Ceux-ci ne cessèrent pas jusqu'au moment de la mort, qui survint à quatre heures du matin, dix-sept heures après l'injection.

Le 10 juillet 1901 (1), le Dr Bousquet (de Clermont) faisait connaître un nouveau cas. On avait injecté à une femme atteinte de hernie crurale étranglée 2 centigrammes d'eucaïne sous l'arachnoïde lombaire. Cette femme fut prise presque immédiatement d'accidents cardio-pulmonaires extrêmement graves : pâleur, dyspnée, pouls filiforme, contre lesquels on lutta pendant près de trois quarts d'heure à l'aide d'injections d'éther et de caféine ; on pratiqua également la respiration artificielle. Cette femme revint peu à peu à elle, mais pour entrer dans une agitation terrible ; le soir même elle tombait dans le coma, et à deux heures du matin elle était morte.

En janvier 1902, le Dr Legueu communiqua à la Société de chirurgie deux cas de mort par rachicocaïnisation. Ces deux malades sont morts quelques minutes après l'injection, sur la table d'opération, sans qu'on puisse incriminer ni la technique opératoire, ni la dose de cocaïne injectée. La cocaïne était pure, elle a été analysée et la dose a été au-dessous de 2 centigrammes ; de plus, l'injection a été faite selon toutes les règles de l'art.

Le premier malade, âgé de cinquante-quatre ans, présentait une rupture du tendon du triceps gauche. Cet homme, il est vrai, avait eu le 29 juillet un accès apoplectiforme,

(1) Bousquet, *Société de chirurgie*, 10 juillet 1901.

puis un second, à la suite duquel il resta longtemps dans un état comateux, il fut envoyé à l'hôpital le 30 juillet. Le 31, il avait repris toute sa connaissance et ne présentait aucun phénomène de paralysie.

La question de l'opération se posait immédiate, car le malade avait une rupture du tendon du triceps gauche. Quel genre d'anesthésie employer? Le malade était obèse, emphysémateux, avait le teint rouge, vultueux, les bruits du cœur étaient mal frappés; il existait à la pointe un bruit de galop, et les artères étaient athéromateuses. L'anesthésie par le chloroforme était dangereuse, on se décida pour la rachicocaïnisation.

La ponction et l'injection furent faites par l'interne de service sous la direction de M. Legueu, et on injecta un peu moins de 2 centigrammes de la solution à 1 p. 100. L'opération fut commencée dix ou douze minutes après l'injection. Le malade ne dit rien et ne sentit rien.

Au bout de trois à quatre minutes, une fois l'articulation ouverte, le malade se plaint d'étouffer; on l'assied, sa tête est agitée de quelques mouvements convulsifs; il retombe sur le lit la face noire, il était mort.

Le second malade était âgé de soixante et un ans et était amené pour une hernie inguinale étranglée: la hernie était peu volumineuse, mais le facies du malade était profondément altéré, nez pincé, lèvres décolorées, face terreuse, voix presque éteinte, langue sèche. Le pouls était à 140° et la température à 36°,8. Le chef de clinique, M. Fredet, constata l'état grave du malade; mais d'autres, dans un état aussi alarmant, avaient été opérés avec succès par la rachicocaïnisation. M. Fredet pratiqua lui-même l'injection et injecta 1 centigramme et demi de la solution à 1 p. 100. Le liquide sortit goutte à goutte, l'injection fut poussée lentement, et on ne remarqua rien d'anormal.

La région venait d'être lavée lorsqu'on s'aperçut que le malade respirait difficilement; il vomit deux fois. La face était pâle, le front couvert de sueur, puis tout de suite survint un ralentissement de la respiration. On fit deux injections d'éther, des inhalations d'oxygène, mais la mort survint sans une plainte, avec la face d'une pâleur couleur de cire. L'injection était faite depuis douze à quinze minutes; l'analgésie n'était pas réalisée quand les accidents se produisirent.

L'autopsie faite par un interne du service ne révéla rien de bien particulier, sauf des infarctus pulmonaires. Le cœur s'est arrêté en systole. Il est donc probable que la mort résulte d'une syncope produite directement et immédiatement par une action de la cocaïne sur le bulbe (1).

Ces accidents, auxquels on pourrait en adjoindre quelques autres, sont les uns immédiats, les autres un peu plus éloignés. Le Dr Bour a relevé seize cas d'accidents toxiques graves après rachicocaïnisation. Je ne puis dire en ce moment leurs causes, leur nature difficile à préciser dans leur diversité. Je tiens toutefois à signaler les résultats obtenus par M. Guinard avec la collaboration de MM. Ravaut et Aubourg par l'examen du liquide céphalo-rachidien fait par une nouvelle ponction après rachicocaïnisation antérieure.

« Je rappelle, dit M. Guinard (2), que l'examen a été fait par M. Ravaut sur du liquide céphalo-rachidien retiré par de nouvelles ponctions, quatre à cinq heures, puis quatre à cinq jours, enfin douze à quinze jours après la rachicocaïnisation.

« Un premier fait saisissant est le suivant : le liquide

(1) *Le Monde médical*, janvier 1902, p. 16.
(2) Guinard, *Technique nouvelle de la rachicocaïnisation* (*Société de chirurgie*, 2 juillet 1901 ; *Gaz. des hôpitaux*, 11 juillet 1901).

obtenu par une ponction faite quatre ou cinq heures après l'injection première est trouble et laisse déposer un culot de pus ; il y a, en outre, un coagulum fibrineux, comme dans un liquide pleurétique.

« L'examen sur lames et l'ensemencement ont montré qu'il n'y avait pas trace d'infection, et que le liquide restait parfaitement aseptique, ce qui m'a satisfait pleinement au point de vue de ma technique. Il n'en est pas moins vrai qu'après l'injection de cocaïne dans le sac arachnoïdo-pie-mérien, il se fait une véritable pluie diapédétique d'éléments polynucléaires et de lymphocytes venant évidemment des vaisseaux de la pie-mère. Au bout de quelques jours, une nouvelle ponction montre que le liquide s'est éclairci et que les polynucléaires sont bien moins nombreux, alors que les lymphocytes dominent. Enfin une ponction au quinzième jour a toujours montré un liquide clair, normal, ne contenant plus aucun élément figuré.

« Il me semble facile d'interpréter ces faits, bien mis en lumière par MM. Ravaut et Aubourg dans mon service.

« Toute injection de cocaïne dans le liquide céphalo-rachidien provoque un mouvement de défense plus ou moins intense du côté de la pie-mère qui protège les centres nerveux : et ce mouvement se traduit par cette pluie de polynucléaires et de lymphocytes dont je parlais plus haut, et même par une exsudation de fibrine quand la réaction est plus intense. Cela explique bien tous les phénomènes consécutifs qu'on a décrits sous le nom impropre de *méningisme*. C'est en somme de la méningite aseptique, ou, pour être tout à fait précis, de la *congestion de la pie-mère*. Et les examens ultérieurs de M. Ravaut montrent que cette congestion pie-mérienne ne laisse pas de traces après quinze jours ; cela explique bien comment le sujet dont

M. Walther a commenté ici l'observation a été guéri de ses accidents méningés progressivement en douze jours, et a pu quitter l'hôpital au bout de quinze jours.

« Le second fait à mettre en lumière dans les examens de MM. Ravaut et Aubourg, c'est que les accidents consécutifs à la rachicocaïnisation, la céphalée, l'hyperthermie, les vomissements, etc., sont d'autant plus intenses que la réaction individuelle, c'est-à-dire que le processus défensif de diapédèse a été plus marqué. En d'autres termes, si le malade présente un minimum de céphalée, de vomissements, etc., on trouve très peu de polynucléaires dans le liquide, et inversement lorsque la céphalée et l'hyperthermie, par exemple, sont intenses, une nouvelle ponction ramène un liquide très trouble, fibrineux, et en hypertension. Le liquide sort en jet en pareil cas, alors qu'à la première ponction il coulait en bavant, goutte à goutte. »

Ces constatations anatomiques, rapprochées des phénomènes post-opératoires, montrèrent aux chirurgiens qu'il pouvait y avoir après la rachicocaïnisation des accidents qui dépassaient la douleur seule, et, depuis ce moment, on semble avoir quelque peu délaissé la rachicocaïnisation pour revenir aux anesthésiques d'antan.

Il est certain, Messieurs, que ceux qui, comme moi, ont été élevés dans le saint respect de la moelle, du cerveau et des méninges n'ont pas vu sans quelque sentiment de crainte la mise « à la mode » de cette méthode d'anesthésie. D'abord sa technique facile permet à des gens malhabiles de la pratiquer, et, en second lieu, est-il possible d'affirmer l'innocuité de la ponction rachidienne et celle de l'injection dans le canal rachidien d'une substance toxique ?

Les recherches de M. Guinard montrent que cette méningite aseptique guérit en dix ou douze jours. Mais qui peut affirmer que cette guérison est définitive et qui sait si quelque jour, dans des années, car vous savez combien parfois est lente l'évolution des affections médullaires, qui sait, dis-je, si dans l'étiologie d'une maladie de la moelle on ne devra pas rechercher si, à une époque lointaine, le malade n'a pas subi la rachicocaïnisation? Croyez-moi, Messieurs, nous sommes en présence d'une méthode hasardeuse, qui peut engager la responsabilité du médecin et que vous ne devez mettre en pratique que si vous pouvez justifier le choix de cette méthode anesthésique par des raisons très sérieuses.

Nous avons analysé les résultats obtenus par les divers modes d'emploi de la cocaïne. Il est évident que c'est un médicament précieux, mais d'un maniement dangereux, et le médecin doit être prévenu des accidents qui peuvent surgir, même quand toutes les précautions ont été prises.

Le Dr Foisy (1) a proposé d'ajouter quelques gouttes d'adrénaline à la solution de cocaïne ; il attribue à ce mélange : 1° un pouvoir anesthésique plus considérable sur les tissus sains ou enflammés ; 2° une plus grande intensité de la vasoconstriction locale ; 3° une toxicité beaucoup plus faible.

La rachicocaïnisation en obstétrique. — MM. Cadol (2) Doleris et Malartie (3), etc., pensèrent que l'anesthésie cocaïnique devait rendre des services pendant les accouchements et publièrent des observations. Elles furent l'objet d'un rapport présenté à l'Académie de médecine par

(1) E. Foisy, *Laboratoire de M. Bazy* (*Tribune médicale*, 12 décembre 1903, p. 423).

(2) Cadol, *L'anesthésie par les injections de cocaïne dans l'espace sous-arachnoïdien* (*Thèse de Paris*, 1900).

(3) Doleris et Malartie, *Analgésie obstétricale par injection de cocaïne dans l'arachnoïde lombaire* (*Académie de médecine*, 17 juillet 1900 ; *Société d'obstétrique, de gynécologie et de pédiatrie*, 9 nov. 1900. — Malartie, *Thèse de Paris*, 1901.

M. Guéniot (1). Pour lui, l'injection sous l'arachnoïde lombaire de 1 centigramme de cocaïne en solution à 1 p. 100 produit une analgesie régionale qui s'étend à toute la portion sous-ombilicale du corps. Cette injection pratiquée sur la femme en travail supprime la douleur que déterminent les contractions de l'utérus et celle qui est due au passage de l'enfant. De plus, loin d'entraver la marche du travail, elle semble l'accélérer.

L'influence de la cocaïne se fait sentir pendant une heure et demie en moyenne. Les accidents observés jusqu'ici sont sans gravité.

Dans les contre-indications, signalons qu'on devra s'abstenir lorsqu'il y aura nécessité d'une intervention manuelle intra-utérine, à cause de l'énergie des contractions utérines provoquées par la cocaïne.

MM. Doleris et Malartic considèrent la cocaïne ainsi injectée comme sans influence sur le nouveau-né.

Le Dr Malartic s'est ainsi trouvé obligé de poser la question suivante : En dehors de tout début de travail, la cocaïne en injection rachidienne a-t-elle aussi un pouvoir provocateur de la contractilité utérine? Il cite des observations de deux femmes chez qui l'accouchement prématuré a été provoqué par la faible dose de 1 centigramme de cocaïne.

« Le professeur Pinard, dit M. Malartic, a fait, dans une conversation particulière, une remarque de la plus haute importance. S'il est prouvé que l'injection rachidienne de cocaïne provoque l'accouchement ou l'avortement, elle devient formellement contre-indiquée dans les opérations chirurgicales sur la femme enceinte. »

(1) Guéniot, *Rapport sur l'anesthésie médullaire appliquée aux accouchements*, 22 janvier 1901.

7° Symptômes de l'intoxication aiguë.

Dès le début, quand la quantité de cocaïne injectée a dépassé la mesure, surtout après une injection sous-cutanée, il y a de l'*anxiété précordiale*, une douleur poignante rappelant celle de l'angine de poitrine. Elle survient de dix minutes à un quart d'heure après l'injection, quelquefois plus tard, une demi-heure, trois quarts d'heure. Cette douleur angineuse s'accompagne de palpitations; le *pouls* est incomptable, 140 à 160 pulsations et plus; il est filiforme, parfois il y a des intermittences; la face est livide, les extrémités sont froides. La peau se couvre de sueurs. La *perte de connaissance* est fréquente d'emblée. La syncope est l'accident redouté par les opérateurs. Tous ces phénomènes semblent résulter d'une sorte de crampe vaso-motrice dont les localisations expliqueraient la diversité des symptômes.

La *température* s'élève et peut atteindre 40°.

La *respiration* est anxieuse: parfois elle prend le rythme de Cheyne-Stokes.

Les *troubles digestifs* sont des vomissements bilieux assez rares, et il y a de la diarrhée.

La quantité des urines est diminuée. On a noté l'*anurie* pendant vingt-quatre et quarante-huit heures.

Les *troubles psychiques* sont importants. Dès le début, il y a de l'excitation, de la loquacité, des attendrissements, des pleurs, de la colère; d'autres fois, le malade présente de la dépression et un état de demi-stupeur au cours duquel il se répand en lamentations.

La sensibilité tactile est émoussée surtout aux mains, qui sont le siège de picottements. Quelquefois la vue est abolie; il y a de la dilatation pupillaire. Il existe des vertiges; la démarche est chancelante, il y a un état de véritable ébriété; souvent le malade a des hallucinations visuelles, des points noirs qui sont pris pour des insectes ou des fourmis et des souris, et des hallucinations tactiles, des picotements, des pincements, la sensation de tenir un objet à la main alors qu'elle est vide.

Il y a également des *convulsions* parfois très violentes, toniques et cloniques: cette dernière variété est la plus fréquente: elles rappellent celles des attaques d'épilepsie; elles débutent par les mains et les bras, mais peuvent se généraliser; elles réalisent une véritable épilepsie symptomatique cocaïnique. Aux convulsions succède souvent un état de paralysie complète de la mobilité et de la sensibilité. Cet état peut se prolonger plusieurs jours, pendant lesquels le malade reste en collapsus.

Le plus souvent, Messieurs, la durée des accidents est courte et tout rentre dans l'ordre en quelques heures. Mais ils peuvent durer plusieurs jours, ainsi que je vous l'ai montré en vous rapportant l'observation de G. Pouchet, où un état léthargique dura quatre jours.

A la suite des phénomènes de l'intoxication aiguë, il peut persister pendant plusieurs semaines de l'insomnie, des tendances à la syncope, des vertiges, du délire intermittent. Dans un cas de Hallopeau, à la suite de l'injection de 8 milligrammes de cocaïne dans la gencive, le malade n'eut que des accidents légers au début, mais il resta pendant quatre mois incapable de tout travail.

M. Vibert fait remarquer avec juste raison que l'intoxication par la cocaïne provoque parfois des manifestations hystériques qui peuvent apparaître pour la première fois au moment même de l'empoisonnement, se confondre avec lui ou bien lui succéder très rapidement.

La mort consécutive aux différents procédés employés

pour faire absorber la cocaïne survient dans un temps très variable. Parfois elle est presque immédiate, parfois elle est plus tardive.

Le mode d'absorption semble avoir une certaine influence.

L'ingestion par voie stomacale dans le cas de mortalité (1 gramme de cocaïne) a été suivie de mort en une demi-heure.

L'administration de 1gr,04 en lavement a déterminé la mort en trois heures dans le fait de Kolomnine.

Le badigeonnage d'un *nævus* avec une solution à 2 p. 100 a entraîné la mort en deux heures.

Dans un cas cité par Lewin, l'instillation de 0gr,25 de cocaïne dans le cul-de-sac interne de l'œil a entraîné la mort en cinq heures.

L'injection dans l'urètre d'une solution de 0gr,80 par le Dr Sims a été suivie de mort en vingt minutes.

Une injection de 0gr,60 dans la vessie dans le cas rapporté par Albarran a déterminé la mort en deux minutes.

L'injection dans la tunique vaginale pour opérer une hydrocèle a, dans deux cas, entraîné la mort en une demi-heure.

Chez un dentiste de Lille, la mort fut presque immédiate; dans un autre cas, elle survint après huit heures.

Nous trouvons par conséquent que la mort a été :

Presque immédiate	1 cas.
12 minutes	1 —
20 —	1 —
30 —	3 —
2 heures	1 —
3 —	1 —
5 —	1 —

Pour la rachicocaïnisation, nous trouvons :

Mort sur la table d'opération	2 cas.
Après 19 heures	1 —
— 20 —	1 —

Lorsqu'il y a des accidents non suivis de mort, ceux-ci persistent, inquiétants, faisant craindre la mort quelquefois pendant deux ou trois jours, et parfois même, mais sans éveiller les mêmes inquiétudes, pendant plusieurs semaines et même plusieurs mois.

8° Lésions anatomiques.

Les autopsies ont été faites dans des conditions en général très défectueuses. La putréfaction n'a pas permis de pratiquer des examens délicats.

Les lésions notées sont : la congestion pulmonaire intense ; parfois même on a noté l'existence d'infarctus pulmonaires très nombreux, mais petits ; dans le cas de Tuffier, il y avait congestion et œdème pulmonaires ; on a signalé aussi, en dehors de toute infection préalable des lésions du muscle cardiaque, une myocardite qui serait très rapide ; enfin on a constaté une congestion des méninges et du cerveau qui parfois semble plutôt imputable à la putréfaction qu'à un phénomène survenu pendant la vie.

Rappelons que M. le Dr Guinard a décrit une congestion des enveloppes médullaires, sorte de méningite aseptique qui ne pourrait guère être constatée à l'autopsie.

L'anatomie expérimentale a été faite par le Dr Maurel de Toulouse (1). Qu'il s'agisse de morts presque subites, au moins très rapides, ou d'accidents plus lointains, le professeur Maurel a toujours trouvé les petits vaisseaux, les capillaires oblitérés par places par une accumulation de globules blancs faisant bouchon et supprimant la circulation des hématies. Que cette obstruction soit due à l'arrêt des globules par contraction vasculaire ou au gonflement des

(1) E. Maurel, *La cocaïne*, 1895, p. 104 et 161.

leucocytes, ou à ce double phénomène se produisant simultanément, peu importe, il semble que le fait est à peu près constant et peut expliquer, en partie au moins, les troubles de la circulation et de la respiration.

9° Traitement.

Dans les premiers moments, les accidents qui sollicitent l'intervention du médecin sont : l'arrêt des mouvements du cœur amenant la syncope, l'angoisse respiratoire, les convulsions.

Le malade sera maintenu dans le décubitus horizontal, tous les vêtements seront desserrés, si, par négligence, on n'a pas pris cette précaution avant de pratiquer l'injection de cocaïne, on fera respirer quelques gouttes de nitrite d'amyle on pratiquera des injections de caféine, d'éther, ou laissera l'air arriver jusqu'au malade en ouvrant largement les fenêtres.

On essaiera de faire boire au patient de l'eau dans laquelle on ajoutera du cognac.

On a conseillé le chloral.

Dans les cas où il y aurait des convulsions, on pourrait donner un lavement avec 3 ou 4 grammes de bromure de potassium.

III. — Intoxication chronique.

L'organisme s'accoutume à la cocaïne aussi facilement qu'il s'habitue à la morphine. On n'entre pas dans le cocaïnisme par la douleur ; ce n'est pas non plus pour rechercher le sentiment d'euphorie ou de rêve agréable qui séduit le morphinomane et que la cocaïne ne peut procurer ; c'est généralement par la morphine que l'on arrive à faire abus de la cocaïne. Au début, vers 1878, on employa la cocaïne pour combattre la morphinomanie, surtout en Angleterre et en Amérique. Mais bientôt on s'aperçut que l'on ne faisait qu'ajouter une habitude néfaste à celle de la morphinomanie et, suivant l'expression d'Erlenmeyer, qui le premier jeta le cri d'alarme, c'était tomber « de Satan dans Belzébuth ».

Les morphinomanes arrivent aujourd'hui à ajouter la cocaïne à leur dose journalière de morphine par entraînement ; il se passe là le même phénomène que l'on note chez certains nerveux, qui ajoutent à l'intoxication alcoolique l'abus du chloral, de l'éther, de la morphine.

A. *Doses.* — Les doses journalières se rapprochent de celles dont use le morphinomane ; elles sont de 2 grammes à 2gr,50 ; rarement elles atteignent 8 grammes, ainsi que Heimann en a rapporté une observation.

B. *Symptômes.* — Je suppose, bien entendu, un cocaïnique pur sans association de morphinomanie.

1° *Troubles physiques.* — Il existe de la *tachycardie* : le pouls est accéléré et irrégulier ; il y a parfois des syncopes. Le corps est par instants couvert de sueurs profuses.

Les *troubles gastriques* sont peu accentués : le malade conserve son appétit, mais cependant il maigrit ; parfois on constate un peu de diarrhée. Le teint est blafard, les yeux sont excavés et le malade est frappé d'impuissance génitale.

2° *Troubles psychiques.* — La caractéristique de l'intoxication par la cocaïne est l'insomnie accompagnée de délire essentiellement hallucinatoire. Je vous ai dit que les hallucinations étaient rares dans la morphinomanie : elles sont la règle dans l'intoxication par la cocaïne.

Le trouble des idées n'est jamais primitif, ainsi que l'a montré Saury (1) ; il est consécutif à des illusions et des hal-

(1) Saury, *Cocaïnomanie* (*Annales médico-psychologiques*, 1889).

lucinations de la sensibilité, du toucher, de la vue et de l'ouïe.

Le malade s'imagine avoir des insectes qui courent sur la peau; il s'imagine avoir dans l'épaisseur des tissus des vers, des insectes, des cristaux de cocaïne, des microbes; dans l'épaisseur des muscles, il se plaint de ressentir le choc d'étincelles électriques. Les troubles visuels sont très importants; on constate du rétrécissement du champ visuel, des scotomes; les malades voient un changement en plus ou en moins dans la grandeur des objets, dans leur couleur et dans leur forme; ils ont la vision d'ombres, d'animaux, de figures humaines. Ils entendent des sons, des voix qui leur adressent des injures; ils se croient persécutés par une personnalité qu'ils connaissent ou qu'ils inventent; ils ont peur et souvent se cachent dans un endroit obscur, à la cave, par exemple. Parfois, sous l'influence d'une hallucination, ils se livrent à des actes de violence très graves qui éclatent avec une soudaineté que rien ne fait prévoir.

Peu à peu les cocaïnomanes perdent leur intelligence, leurs sentiments affectifs diminuent; ils sont affaissés. Erlenmeyer a signalé que cependant ils sont très prolixes dans leurs discours. Bientôt ils tombent en état de déchéance psychique et corporelle; ils sont sales et mal tenus.

L'influence sur les enfants conçus pendant que les parents ou l'un d'eux sont cocaïniques a été notée par M. Marfan.

Appelé auprès d'un enfant atteint d'idiotie complète, il fit une enquête qui lui donna les renseignements suivants : du côté de la mère, aucune tare nerveuse, aucune intoxication. Le père, qui n'appartient pas d'une manière évidente à une famille de névropathes, après avoir été longtemps un homme vif, mobile, emporté, fut, il y a huit ans, à la suite d'une rhinite hypertrophique qui gênait la respiration, amené à se cocaïniser.

Actuellement, sous des formes diverses, *il absorbe par le nez près de 3 grammes de chlorhydrate de cocaïne chaque jour*. Sous l'influence de l'intoxication, il est devenu obèse et a éprouvé des troubles nerveux divers (hallucinations avec cris violents). Il est devenu incapable de travailler.

Ce ménage a eu quatre enfants : 1° une fille âgée de treize ans, intelligente et bien portante ; 2° une fille âgée de huit ans, conçue deux mois après les opérations nasales, c'est-à-dire à une époque où le cocaïnisme commençait à peine ; cette petite fille est chétive, un peu pâle, mais très intelligente ; 3° un fils âgé de six ans, conçu lorsque le cocaïnisme du père était déjà à son apogée : c'est un idiot complet pour lequel on était venu consulter M. Marfan ; 4° un dernier enfant âgé de dix mois, engendré aussi en plein cocaïnisme et qui est également un idiot microcéphale (1).

Le Dr H. Lemaire a décrit récemment un cocaïnisme aigu et chronique par la muqueuse nasale à la suite des lésions de la muqueuse de Schneider traitées par la cocaïne (2).

(1) Marfan. *Revue mensuelle des maladies de l'enfance*, sept. 1901.
(2) H. Lemaire. *Revue hebd. de Laryng., Otol., Rhinol.*, n° 5, 1905.

PIÈCES ANNEXES

PIÈCE N° 1.

Empoisonnement par le laudanum (1).

Une sage-femme donnait des soins à une accouchée; elle avait fait une ordonnance pour 10 grammes de laudanum qui furent délivrés par un pharmacien.

Deux jours après, la grand'mère du nouveau-né, croyant lui donner du sirop de chicorée, prit la fiole de laudanum qui se trouvait sur la cheminée et en administra à l'enfant 4 ou 5 grammes, qui occasionnèrent sa mort.

Le Ministère public poursuivit la sage-femme et le pharmacien comme coupables d'homicide par imprudence et inobservation des règlements : la première comme ayant exercé illégalement la médecine en délivrant une ordonnance, le deuxième comme ayant, sans la prescription d'un médecin, délivré une substance vénéneuse.

La sage-femme soutenait qu'autorisée à donner aux accouchées tous les soins qui n'exigent pas d'opérations particulièrement délicates, elle pouvait croire être également autorisée à fournir par ordonnance les médicaments nécessaires.

Mais, pour le pharmacien, la question était encore plus délicate. L'ordonnance royale du 29 octobre 1846, qui donne le tableau des substances vénéneuses tombant sous le coup de la loi, ne parle pas en effet de laudanum, mais seulement de l'opium, et, tandis que, pour plusieurs produits, comme l'arsenic par exemple, elle ajoute « et ses préparations », elle n'avait rien dit de semblable pour l'opium. La liste de cette ordonnance est-elle limitative, et l'interdiction pour les pharmaciens de délivrer des substances vénéneuses s'applique-t-elle aux seules substances inscrites dans cette liste, ou

(1) Arrêt de la Cour d'assises de Beauvais. Extrait de *l'Union médicale* du jeudi 8 juin 1893, n° 67.

aussi aux mélanges et composés de ces substances. La question paraît être neuve en jurisprudence, la Cour de Cassation ne l'ayant examinée que pour le chlorhydrate de morphine, qui rentre dans la nomenclature « alcaloïdes végétaux et leurs sels », défendus par l'ordonnance.

La défense avait appelé à titre de témoins à décharge MM. Ch..., professeur agrégé à l'École de pharmacie, et V...., professeur agrégé à la Faculté de médecine; tous les deux ont déposé que les pharmaciens pouvaient, à leur avis, délivrer et les sages-femmes prescrire du laudanum; l'un d'eux a même ajouté qu'il en enseignait l'emploi dans les cours qu'il faisait aux sages-femmes, et nous pouvons ajouter que nous pensons absolument comme eux. Qui de nous, en effet, n'a pas donné souvent des ordonnances pour une quantité de laudanum suffisante pour empoisonner bien des gens, en se mettant à l'abri par l'étiquette rouge « usage externe ».

Le Ministère public, représenté par M. Chênebenoit, n'en a pas jugé ainsi. Il a soutenu qu'en tout cas les pharmaciens ne pouvant, en vertu de la loi initiale de la pharmacie du 21 germinal an XI, délivrer sans ordonnance aucun médicament composé, ils ne pouvaient délivrer du laudanum; que, du reste, l'ordonnance de 1846, faite pour protéger la santé publique, ne pouvait avoir entendu exclure des substances aussi éminemment vénéneuses par la seule raison qu'elles étaient composées; qu'en outre elle serait presque toujours, avec cette interprétation, d'une application impossible, les substances étant délivrées à l'état simple; et qu'enfin le laudanum tombait certainement sous le coup de la loi, l'opium étant son élément essentiel et les autres éléments étant indifférents.

Le Tribunal, sous la présidence de M. Gaillard, a jugé, conformément à ces conclusions, que le pharmacien et la sage-femme étaient coupables du délit d'homicide par imprudence et inobservation des règlements; par application de la loi du 21 germinal an XI, de l'ordonnance de 1846, leur bonne foie étant reconnue, il les a condamnés à 16 francs d'amende, avec application de la loi Bérenger.

PIECE N° 2.

Responsabilité médicale. — Morphine.

Je, soussigné, Paul Brouardel, commis par M. Lascoux, juge d'instruction près le Tribunal de première instance du département de la Seine, en vertu d'une ordonnance, en date du 9 mai 1889, ainsi conçue :

« Commettons M. le Dr Brouardel pour dresser le rapport

demandé par la Commission rogatoire de notre collègue d'Aubusson, en date du 3 mai 1889. »

Cette Commission rogatoire est ainsi conçue :

« Nous, Blachien, juge d'instruction au Tribunal de première instance d'Aubusson,

« Vu la procédure suivie contre A... M..., femme M....

« Inculpée d'homicide involontaire ;

« Vu les articles 80 et suivants du Code d'instruction criminelle, donnons commission rogatoire à M. le juge d'instruction de la Seine, à l'effet de commettre un ou plusieurs experts aux fins suivantes :

« La femme D... souffrant de violents maux de tête a eu recours à l'inculpée, qui lui a fait, à dix heures du matin, une piqûre de morphine. A onze heures du soir, elle est morte. Le médecin traitant a constaté les symptômes suivants : « Sommeil profond, « pouls ralenti mais non fébrile, pas de température morbide à la « peau. Respiration gênée et stertoreuse, engourdissement, stu- « peur, insensibilité et anéantissement complet : ce n'est qu'avec « peine que l'on pouvait obtenir des réponses inintelligibles. « Pupilles dilatées, le globe de l'œil étant insensible à la lumière. « La face était pâle et le regard hébété ; l'action de tous les sens « semblait abolie ; les bras et les jambes étaient dans l'impossibilité « de se mouvoir volontairement ; des évacuations considérables « avaient eu lieu sans que la malade en eût conscience. Les mâ- « choires étaient très resserrées ; le coma des plus profonds et « l'assoupissement ont persisté malgré une médication énergique. » Le docteur en conclut que la victime a succombé à une intoxication par la morphine. Un médecin expert assermenté a fait l'autopsie, et, à l'encontre du médecin traitant, il a conclu à la mort par suite d'une méningite suppurée. L'état du cerveau ne laisse pas de doute à ce sujet. Cependant il déclare ne pas pouvoir se prononcer sur la question de savoir si la morphine « n'a pas exercé « une influence funeste sur l'issue de la maladie, si la solution était « trop forte ». Le médecin traitant persiste à affirmer que la mort est due à la piqûre de morphine.

« Un témoin qui a vu faire la piqûre affirme que la solution injectée ne remplissait qu'environ un quart de la seringue Pravaz, c'est-à-dire de façon à ce que le piston laissât voir le chiffre 15 plus un point gravés sur le piston de la seringue.

« L'expert ou les experts diront si une piqûre de morphine à la dose indiquée par le témoin a pu amener la mort ou hâter l'issue funeste de la méningite suppurée, après avoir fait l'analyse de la morphine envoyée par le même courrier. »

Serment préalablement prêté, réponds ainsi qu'il suit aux questions posées :

I. Quelques-uns des symptômes observés par le médecin traitant sont en contradiction avec ceux qui surviennent au cours de l'intoxication par la morphine. Les pupilles étaient dilatées ; dans l'empoisonnement par l'opium et les sels qui en sont tirés, la pupille est rétrécie. Les sels de morphine ne provoquent pas d'abondantes évacuations alvines, ils amènent la constipation.

D'autre part, tous les symptômes relatés sont ceux qui caractérisent les phases ultimes de la méningite.

On pourrait donc, en ne tenant compte que des symptômes énumérés par le médecin traitant, écarter l'hypothèse d'une intoxication par la morphine.

Il est vrai toutefois que les personnes auxquelles on injecte pour la première fois une dose un peu forte d'un sel de morphine ont assez souvent quelques accidents ; mais ceux-ci sont caractérisés par des vomissements, des sueurs, dont il n'est pas parlé dans l'exposé des symptômes.

D'autre part, dans le cours des méningites, j'ai eu souvent l'occasion soit seul, soit en consultation avec les médecins de l'hôpital des enfants de Paris, de faire des injections de morphine, unique moyen de calmer les douleurs atroces des malades et d'éviter les convulsions ou de diminuer leur violence. Ce moyen n'a jamais eu pour effet d'abréger la durée de la vie des malades.

II. Analyse du flacon envoyé.

Les scellés sont intacts.

Le paquet porte l'inscription suivante : « Tribunal d'Aubusson, affaire M..., femme M... — Pièce à conviction. — M. le procureur de la République, pour un de Messieurs les juges d'instruction. — Paris. — Signé, le juge d'instruction d'Aubusson : Blachier. »

A l'intérieur du paquet, nous trouvons une petite boîte de fer-blanc renfermant : 1° une seringue Pravaz dans son étui ; 2° un petit flacon contenant un peu de solution de morphine.

La seringue Pravaz est du modèle ordinaire, avec graduation sur la tige du piston ; elle est en bon état et ne présente rien de particulier.

Le petit flacon porte l'étiquette suivante : « Solution de morphine. I. Troubat, pharmacien à Auzances (Creuse). » La contenance totale de ce flacon est de 18 centimètres cubes (1).

Il renferme un liquide incolore, dont le volume est de $1^{cc},9$;

(1) L'analyse chimique a été faite par M. Ogier.

quelques parcelles solides sont en suspension dans ce liquide : ce sont évidemment des poussières provenant du flacon qui aura été insuffisamment lavé ou tenu mal bouché.

Le liquide est une solution de chlorhydrate de morphine, ainsi que nous l'avons constaté sur les résidus qui nous sont restés après les expériences de dosage rapportées plus loin. En effet, ces résidus présentent les caractères suivants :

Précipité blanc, soluble dans l'ammoniaque, avec le nitrate d'argent ;

Coloration violette avec le réactif de Fröhde ;

Coloration vert bleu avec le perchlorure de fer ;

Coloration verte avec le sulfosélénite d'ammoniaque ;

Coloration orangée avec l'acide nitrique ;

Précipité bleu avec le ferricyanure et le perchlorure de fer.

Voici maintenant les expériences que nous avons faites pour constater la dose de chlorhydrate de morphine contenue dans cette solution :

La totalité du liquide a été filtrée ; le filtre et le flacon ont été lavés à l'alcool ; le liquide filtré et l'alcool des lavages ont été réunis sur un verre de montre et évaporés à sec, à 100°. L'augmentation de poids du verre de montre est de 0gr,0255, à un ou deux dixièmes de milligramme près : admettons le chiffre 0gr,025.

Le volume de liquide restant dans la fiole, soit 1cc,9, renferme donc au moins 0gr,025 de chlorhydrate de morphine : par suite 1 centimètre cube de la solution primitive contenait 0gr,013 de chlorhydrate de morphine.

Généralement, les solutions de morphine destinées aux injections hypodermiques contiennent 0gr,010 de chlorhydrate, ou 0gr,15 ou 0gr,20, c'est-à-dire deux doses dont la solution actuelle représente la moyenne : la différence peut s'expliquer, soit par une petite erreur de pesée de la part du pharmacien, soit encore par ce fait que la solution peut avoir été préparée depuis longtemps et s'être concentrée par évaporation d'une partie de l'eau, si le flacon est resté débouché.

D'après la commission rogatoire, un témoin aurait déclaré que la solution injectée à la femme D... ne remplissait pas plus du quart de la seringue Pravaz, c'est-à-dire que la tige graduée du piston était enfoncée jusqu'à la division 15. Si cette déclaration est exacte, le poids de chlorhydrate de morphine injecté serait environ de 3mgr,3. Une dose aussi faible de morphine n'a certainement pu ni amener la mort, ni hâter l'issue fatale de la méningite suppurée.

L'injection de la totalité de la seringue, soit de 13 milligrammes, n'aurait certainement pas eu non plus d'effet fâcheux sur une personne déjà habituée aux piqûres de morphine ; et, bien qu'il ne soit pas d'usage de donner pour une première injection plus de 5 milligrammes aux personnes non habituées à la morphine, cependant on peut considérer comme très probable que l'injection de 13 milligrammes n'aurait pas causé d'effets fâcheux, même sur une personne non habituée à la morphine.

Conclusions. — 1° Les symptômes observés chez la femme D... de dix heures du matin à onze heures du soir ne sont pas ceux de l'intoxication par la morphine, mais ceux de la phase ultime de la méningite ;

2° La solution contenue dans le flacon mis sous scellé est une solution de chlorhydrate de morphine ;

3° La quantité de chlorhydrate de morphine contenue dans 1 centimètre cube de cette solution est égale à 13 milligrammes environ ;

4° Si l'on s'en rapporte à la déclaration du témoin qui affirme que le volume de solution injectée n'était que le quart de la seringue, c'est-à-dire le quart de 1 centimètre cube, on voit que la dose de chlorhydrate de morphine injectée n'a pas été supérieure à 3mgr,3 ;

5° L'injection hypodermique d'une pareille dose de chlorhydrate de morphine ou même d'une seringue entière, c'est-à-dire de 13 milligrammes, n'a pu ni amener la mort, ni même hâter l'issue fatale de la méningite suppurée dont était atteinte la femme D...

PIÈCE N° 3.

Responsabilité médicale. — Injections de morphine.

Je, soussigné, Paul Brouardel, commis par M. Lefuel, substitut de M. le procureur de la République, en vertu d'une ordonnance en date du 21 février 1893, à l'effet de procéder à l'autopsie du cadavre du sieur S..., décédé le 19 février, de rechercher les causes de la mort et de constater tous indices de crime ou délit, serment préalablement prêté, ai procédé à cette autopsie le 22 février 1893.

Le cadavre est celui d'un homme vigoureux, âgé de soixante-huit ans. La putréfaction gazeuse est déjà très développée. On ne note sur le corps aucune trace de violence, contusion, fracture, érosion.

Les os du crâne sont intacts. L'encéphale est sain. Les méninges se décortiquent bien. Il n'y a pas d'épanchement sanguin, ni de foyer de ramollissement.

Le cœur est volumineux. Il pèse 470 grammes, le poids moyen n'est que de 266 grammes (Sappey). Le péricarde ne contient pas de liquide. Les cavités du cœur sont vides, il n'y a pas de caillots. Les valvules du cœur sont normales, excepté la valvule mitrale, qui est un peu épaissie. La paroi du ventricule gauche est très hypertrophiée; la face antérieure du cœur est chargée de graisse, notamment autour des artères coronaires.

L'aorte est dilatée dans toute son étendue.

La membrane interne est couverte de saillies presque confluentes formées par la prolifération des cellules épithéliales. Ces saillies mamelonnées sont rouges, de formation récente. Il y a donc une aortite aiguë récente, étendue depuis les valvules aortiques jusqu'aux artères rénales. A côté de ces saillies se trouvent en très grande quantité des plaques dures jaunâtres, criant sous les ciseaux, occupant la même étendue, traces d'une aortite ancienne datant de plusieurs années. Les autres artères du corps sont dures, sclérosées, notamment l'artère basilaire et les artères du trigone cérébral.

Les poumons sont sains, un peu emphysémateux, sans adhérences pleurales. Il n'y a pas de noyaux apoplectiques dans les poumons.

L'estomac contient un peu de liquide grisâtre sans caractère spécial. Le foie ne paraît pas malade, mais la putréfaction de cet organe est si avancée que des morceaux pris au hasard nagent à la surface de l'eau dans laquelle on les a projetés.

Les reins sont profondément altérés. Leur volume apparent est à peu près normal ; mais la substance corticale a presque complètement disparu. La base des pyramides de Malpighi n'est pas séparée par plus de 1 millimètre de la capsule. Le hile est rempli par une grande quantité de graisse, de sorte que la partie sécrétante du rein se trouve extrêmement réduite.

Les autres organes sont sains.

Conclusions. — 1° Dans le cadavre de S..., on trouve des lésions de deux ordres : une atrophie des deux reins, une inflammation aiguë de l'artère aorte greffée sur une inflammation ancienne ;

2° Les symptômes principaux de ces deux maladies sont pour l'aortite des étouffements, de la dyspnée, de l'anxiété précordiale et, sous l'influence de l'affection rénale, des accidents groupés sous le nom d'urémie, savoir l'étouffement, le coma, parfois des convulsions ;

3° Les symptômes observés pendant la vie, les lésions trouvées à l'autopsie sont absolument concordants. La mort de Suiger doit donc être attribuée aux lésions anciennes des reins et de l'aorte auxquelles, dans les derniers jours, s'était surajoutée une aortite aiguë.

Addendum. — Des procès-verbaux joints au dossier, il résulte qu'un doute s'est élevé sur la valeur de la médication faite par M. le Dr M... pendant la nuit qui a précédé la mort.

Il est établi que la femme du malade, réveillée par son mari qui étouffait, dont le corps était couvert de sueur, a cru devoir, en présence de la gravité des symptômes, aller chercher le médecin le plus proche.

Celui-ci reconnut une affection du cœur. Il y a lieu de faire remarquer que les conditions dans lesquelles se trouvait M. M... rendaient un diagnostic précis très difficile. Lorsque les poumons sont remplis de râles, que la respiration ne peut être interrompue, l'auscultation du cœur et de l'aorte est presque impossible. D'ailleurs la médication que M. M... a mis en usage est celle qui est conseillée et pratiquée par tous les médecins dans les accès de suffocation d'origine cardiaque ou aortique. Depuis que l'injection sous-cutanée de morphine a été préconisée dans ces conditions, il y a douze ans, par M. le Dr Huchard, elle est entrée dans la pratique. On aurait pu reprocher à M. M... de ne pas avoir soulagé son malade en négligeant de la faire.

On lui reproche d'avoir fait deux injections à un intervalle trop rapproché. D'après la veuve du malade, le temps qui a séparé les deux injections aurait été d'un quart d'heure environ. Dans une lettre que m'a remise M. M... et que je joins au dossier, le docteur déclare que l'intervalle a été de trois quarts d'heure environ.

Quelle que soit la vérité sur ce point, en acceptant même la déposition de la veuve S..., on ne pourrait mettre sur le compte de la double injection le coma dans lequel le malade est tombé et est resté jusqu'à la mort.

Celui-ci était la conséquence naturelle de l'affection dont le malade était atteint : lésions des reins, accidents dits d'urémie.

PIECE N° 4.

Substances vénéneuses, responsabilité du pharmacien (1).

Le pharmacien ne doit délivrer les substances vénéneuses qu'en vertu d'une prescription spéciale et particulière du médecin, indiquant les quantités et les doses à fournir, sans apporter à l'ordonnance aucune modification.

L'emploi d'une même ordonnance ne peut ni se répéter, ni se prolonger indéfiniment, de manière à devenir, par l'effet d'une complaisance coupable d'un débitant, un moyen frauduleux d'éluder la loi et de se procurer des substances vénéneuses en quantité considérable.

Le Tribunal :

Attendu qu'aux termes de l'ordonnance royale du 29 octobre 1846 rendue en exécution de la loi du 19 juillet 1845 les médecins, lorsqu'ils ordonnent l'emploi des substances vénéneuses, doivent signer et dater les prescriptions et indiquer en toutes lettres la dose à délivrer :

Que les pharmaciens sont tenus de transcrire les prescriptions sur un registre, et sans aucun blanc, et de ne la rendre que revêtue de leur cachet et après avoir indiqué le jour auquel les substances ont été remises ;

Attendu qu'il ressort de ces dispositions que le pharmacien ne doit délivrer les substances vénéneuses qu'en vertu d'une prescription spéciale et particulière du médecin, indiquant les quantités et les doses à fournir;

Qu'il lui est interdit d'apporter la moindre modification dans l'exécution de la prescription magistrale et dans sa préparation ;

Attendu que la loi et l'ordonnance ne sont ni abrogées, ni tombées en désuétude ; que les tribunaux les ont constamment appliquées lorsque des plaintes fondées leur ont été déférées ;

Attendu qu'il résulte des débats, des documents produits au tribunal, et notamment des mémoires de fournitures présentés par Armand V..., que du 29 mai 1881 au 29 octobre 1882, dans l'espace de 516 jours, ce pharmacien a vendu à la dame J... 693 grammes de sel de chlorhydrate de morphine, produit classé au nombre des substances vénéneuses, par livraisons successives de 10, 15, 20, 40,

(1) Tribunal correctionnel de la Seine (10e chambre). Audiences des 25 avril et 2 mai 1883. Journal *le Droit*, 1883, p. 493.

45, 50, 60, 100 et 110 paquets, au total 3465, et dont le prix s'est élevé à 1650 fr. 50 ;

Attendu qu'il s'est contenté, pour délivrer ce produit en aussi grande quantité, de la présentation de deux ordonnances de médecin datées de mars et juin 1881, enregistrées sous le numéro 19705 et 20002, lesquelles prescrivaient chacune une dose fixe et divisée en 10 paquets, et timbrés à ce chiffre ;

Attendu qu'en admettant qu'un certain relâchement se soit introduit dans la pratique, et qu'il en soit résulté une tolérance d'une seule ordonnance pour obtenir plusieurs fois le même médicament, il est évident que cet emploi ne doit pas se répéter ni se prolonger indéfiniment et devenir par l'effet de la complaisance coupable d'un débitant un moyen frauduleux d'éluder la loi et de se procurer des substances vénéneuses en quantité considérable ;

Attendu que, pendant dix-sept mois consécutifs, Armand V..., au mépris des ses devoirs professionnels, n'a pas cessé de fournir du chlorhydrate de morphine à la dame J... ;

Qu'il suffisait qu'elle en demandât, soit verbalement, soit par correspondance, pour qu'il lui en expédiât immédiatement sans titres ni examen et dans les quantités réclamées ;

Qu'il n'a jamais pris la précaution de s'enquérir de la personnalité de cette malade, de sa situation, ni des causes qui nécessitaient l'emploi continu et excessif de cette substance ; que sa bonne foi n'est pas admissible, qu'il s'est laissé entraîner par un intérêt mercantile ;

Attendu que ces infractions multiples et réitérées ont eu des conséquences terribles ;

Que la dame J... a trouvé, par suite de la connivence intéressée du pharmacien, la possibilité de se procurer un médicament toxique dont elle a fait un abus déplorable et qui a produit sur son organisme des ravages désastreux ;

Que, si la part de responsabilité incombant à Armand V... n'est pas actuellement déterminée exactement, il est dès à présent certain qu'il a contribué, dans une large mesure, à la triste situation de cette infortunée ;

Attendu que ces faits constituent les infractions prévues et réprimées par les articles 1er de la loi du 19 juillet 1845 ; 5 et 6 de l'ordonnance royale du 29 octobre 1846, qui sont ainsi conçus, etc. :

Condamne Armand V... à huit jours d'emprisonnement et 1000 francs d'amende ;

Et statuant sur la demande de la partie civile :

Attendu que l'état de santé de la dame J..., par suite de l'abus du chlorhydrate de morphine que lui a procuré illégalement Armand V..., a été aggravé et compromis à ce point qu'il a été urgent de l'interner dans une maison de santé pour y être soumise à une médication spéciale ;

Attendu que les frais de traitement s'élèvent à 250 francs par mois ;

Que J...., obligé de se rendre à ses occupations, a été forcé, à cause de l'absence de sa femme, de pourvoir à la surveillance de ses deux jeunes enfants et aux soins à leur donner ;

Qu'il se trouve sous le coup d'une réclamation relative à une dette contractée à son insu ;

Qu'il existe de ces divers chefs un préjudice né et actuel que le tribunal est en mesure d'évaluer ;

Attendu qu'il est impossible de déterminer les conséquences dans l'avenir de cette intoxication prolongée, sa durée, son influence sur l'organisme, ni le temps que la malade séjournera dans la maison de santé ;

Qu'à cet égard les éléments d'appréciation manquent ; qu'il y a lieu de réserver à J... tous ses droits à la faculté de fournir par état les dommages-intérêts qui pourront lui être dus ultérieurement ;

Par ces motifs,

Condamne Armand V... à payer à J..., à titre d'indemnité pour le préjudice subi jusqu'à ce jour, la somme de 2 000 francs.

Pour le surplus, lui réserve tous ses droits avec faculté de réclamer par état les dommages-intérêts ultérieurement dus ;

Condamne Armand V... aux dépens dont sera tenu J...., sauf son recours.

PIÈCE N° 5.

Pharmacien. — Délivrance de morphine. — Homicide par imprudence (1).

Contrevient à la loi du 19 juillet 1845 le pharmacien qui délivre une solution de morphine sur le vu d'une ancienne ordonnance, sans exiger d'ordonnance spéciale, alors surtout que la quantité délivrée est supérieure à celle antérieurement ordonnée.

Est en outre coupable du délit de blessures et d'homicide par imprudence le pharmacien qui, sans ordonnance et malgré défense, fournit des solutions de morphine et de cocaïne dont l'abus a occasionné la maladie et la mort des malades.

(1) Tribunal correctionnel de Senlis, présidence de M. Paisant, audience du 13 août 1888. *Le Droit* du 23 août 1888, n° 197.

« Le Tribunal,

« Attendu que Dé... est prévenu :

« 1° D'avoir, à de nombreuses reprises, au cours des années 1887 et 1888, contrevenu aux dispositions de la loi du 19 juillet 1845, en délivrant sans ordonnance de médecin des solutions de morphine au sieur L..., à la demoiselle T..., à la dame B... et à la dame D... ;

« 2° D'avoir commis involontairement un homicide sur la personne de la dame D... ;

« 3° D'avoir involontairement occasionné une maladie à la dame B... ;

« Sur le premier chef de prévention :

« Premièrement : en ce qui concerne les fournitures de morphine faites à L... et à la demoiselle T... ;

« Attendu que Dé... reconnaît n'avoir pas exigé d'ordonnance spéciale de L... ni de la demoiselle T..., mais qu'il déclare s'être cru autorisé à leur délivrer la solution de morphine demandée par eux, les ordonnances antérieurement délivrées à ces deux personnes portant la mention : A renouveler suivant besoin ;

« Qu'il produit une ordonnance sans date prescrite à L... par le Dr R..., de Creil, et ainsi conçue :

Chlorhydrate de morphine.............	1 gramme.
Eau distillée...........................	20 —

(*A renouveler suivant besoin.*)

« Que sur la production de cette ordonnance, en janvier 1887, il a fourni à L... moyennant 50 francs 1 litre de solution contenant 10 grammes de chlorhydrate ;

« Que sur le vu d'une ordonnance qui n'a pas été présentée au Tribunal, déjà produite à son prédécesseur et délivrée à la demoiselle T... en 1884, avec la mention « à renouveler », il a fourni à cette personne cent solutions de morphine en 1887 et 1888.

« Attendu qu'en délivrant à L... 10 grammes de morphine en une seule fois sans ordonnance spéciale et alors que l'ordonnance ancienne prescrivait une dose de 1 gramme seulement ; et en fournissant à la demoiselle T... cent doses de morphine en 1887 et 1888 sur le vu d'une ordonnance remontant à 1884, Dé... a contrevenu aux dispositions de la loi de 1845 qui imposent aux pharmaciens le devoir d'exiger une prescription datée signée et énonçant la dose des substances vénéneuses, ainsi que le mode d'administration du médicament.

« Qu'à supposer même que dans la pratique un certain relâchement se soit introduit et qu'il en soit résulté une tolérance pour obtenir plusieurs fois le même médicament en vertu de la même ordonnance, cet emploi ne doit se répéter ni se prolonger indéfiniment et devenir, par l'effet de la complaisance coupable d'un pharmacien, un moyen frauduleux d'éluder la loi et de se procurer des substances vénéneuses en quantité considérable ;

« Deuxièmement : en ce qui touche les fournitures de morphine faites aux dames B... et D... et les accidents qui en ont été la conséquence ;

« Attendu que si Dé... déclare que, s'il n'a pas exigé d'ordonnance de ces deux personnes, c'est que l'une était la belle-mère et l'autre la femme du sieur D..., médecin à Senlis, et qui se fournissait chez lui ;

« Qu'il devait tout naturellement supposer que les solutions demandées chez lui et qu'il a délivrées étaient prescrites par le Dr D..., qui devait en surveiller l'administration ;

« Mais attendu qu'il résulte de l'instruction et des débats la preuve que dès le premier mois de l'année 1887 le Dr D... avait retiré sa clientèle à Dé... et rompu toutes relations avec lui ;

« Que dans le cours du mois de février de la même année le Dr D..., ayant appris que sa femme et sa belle-mère se procuraient de la morphine chez les divers pharmaciens de Senlis et en faisaient un usage dangereux, avait expressément défendu aux pharmaciens C... et M... de leur en délivrer si peu que ce fût.

« Que Dé... ne pouvait l'ignorer ; que dans tous les cas et après sa rupture avec D... il n'avait aucune excuse en fournissant à la femme et à la belle-mère de celui-ci des substances dangereuses qu'il savait dès lors n'être plus demandées pour lui ;

« Que cependant, au cours des années 1887 et 1888, il a fourni à ces personnes des quantités énormes de morphine et de cocaïne, et pour une somme de 1 400 francs environ, dont 700 francs environ pour la période écoulée du 16 mai 1888 au 10 juin suivant ;

« Qu'à la vérité il soutient que ses factures comprenaient pour la plus grande partie le prix de fournitures de vin de Malaga et de quinquina, mais qu'il est démenti énergiquement sur ce point par la dame B..., qui déclare que la presque totalité de ces sommes représentaient le prix de morphine et de cocaïne ;

« Que l'on ne peut donner nulle créance aux allégations du prévenu si l'on considère le soin qu'a pris sa femme de soustraire à l'examen et de déchirer le livre-journal qui relevait ces fournitures, et ce au cours de la perquisition opérée par M. le juge d'instruction, qui n'a pu en retrouver que quelques parcelles, à l'aide desquelles on a reconstruit huit des fournitures relevées à la charge du prévenu ;

« Que, s'il est établi qu'à deux ou trois reprises il a refusé de la morphine à la dame D..., il est constant que cette résistance n'a été que de courte durée, et que ses scrupules ont cédé rapidement devant la cupidité et l'espoir d'un lucre que la malheureuse passion de ses deux clientes rendait chaque jour plus important ;

« Que tout le démontre au procès ;

« La lettre qu'il adresse collectivement aux dames D... et P..., le 16 mai 1888, et dans laquelle il se met tout entier à leur disposition pour leur être agréable ;

« Les nombreuses fournitures de morphine et de cocaïne qu'il fait pour leur compte à leurs domestiques, qui lui font observer pourtant que leurs maîtresses sont malades, fatiguées, sans sommeil et sans appétit, et qui, en prenant les médicaments, font cette réflexion : « Si monsieur le savait ! » ;

« Que cependant aucune considération n'arrête Dé..., qui continue ses livraisons ;

« Qu'il se rend compte d'ailleurs de la grave responsabilité qu'il encourt, et que sa femme exprime la crainte que les domestiques envoyés par les dames B... et D... ne soient indiscrets et ne servent de témoins contre lui ;

« Que le 10 juin, lors du règlement par la dame B... d'une note de 700 francs, la femme Dé... déclare à celle-ci que son mari lui a formellement interdit de lui donner le détail de sa facture, et qu'elle a dû se contenter d'un acquit pur et simple ;

« Que cette préoccupation et ces précautions démontrent à l'évidence la culpabilité et la mauvaise foi du prévenu ;

« Qu'il est constant qu'en quittant Senlis dans le cours du mois de juin 1888 pour se rendre à Mers les dames D... et B... étaient dans un état de santé alarmant qui inspirait au Dr D... les plus vives inquiétudes ;

« Qu'à leur arrivée à Mers le Dr R..., chargé de les soigner, constate *une excitation cérébrale très intense chez la dame D... et relativement forte chez la dame B...*, ainsi que des abcès produits par des injections sous-cutanées de solution de morphine et de cocaïne tellement excessives qu'elles s'élevaient par vingt-quatre heures à douze dé morphine et à dix de cocaïne pour chacune des deux malades ;

« Que la dame D... a succombé à Mers le 7 juillet, à la suite d'une syncope et que le même médecin n'hésite pas à attribuer son décès à l'intoxication causée par l'abus d'injections sous-cutanées de morphine et de cocaïne ;

« Que Dé... ne saurait alléguer sa bonne foi ; que dans un but intéressé, et par une connivence coupable il a favorisé et développé chez les dames D... et B... la funeste passion dont elles ont été victimes en leur fournissant sans ordonnance, sans mesure et à l'insu du gendre et mari la possibilité de se procurer des médicaments toxiques dont elles ont fait de si déplorables abus et qui ont amené le décès de l'une et provoqué de graves désordres chez l'autre ;

« Qu'il a ainsi contribué dans une large mesure à déterminer des conséquences si graves et si douloureuses ;

« Qu'en méconnaissant ainsi ses devoirs les plus élémentaires, en ne se soumettant pas aux règles de sa profession et en sacrifiant tout à ses intérêts, il s'est rendu coupable des faits relevés par la prévention :

« Que ces faits constituent les délits prévus et punis par les articles 1er de la loi du 19 juillet 1845, 6 de l'ordonnance royale du 29 octobre 1846, décret du 8 janvier 1850, 319 et 320 du Code pénal :

« Par ces motifs,

« Condamne D... à 600 francs d'amende et 15 jours d'emprisonnement. »

PIÈCE N° 6.

Pharmacien. — Renouvellement des ordonnances. — Morphine et cocaïne.

Je, soussigné, Paul Brouardel, ai été commis, le 20 septembre 1892, par une ordonnance de M. Garnot, juge d'instruction au Tribunal de première instance de la Seine, pour procéder aux opérations demandées par commission rogatoire de M. le juge d'instruction de Reims en date du 19 septembre :

Cette commission est ainsi conçue :

Vu la procédure suivie contre les nommés :

1° M... Pierre, pharmacien à Reims ;

2° B..., ancien pharmacien ;

Inculpés d'infraction aux lois et règlements sur la pharmacie :

Vu la lettre ci-jointe contenant l'exposé des faits reprochés aux deux inculpés ;

Prions l'un de MM. les juges d'instruction du Tribunal de la Seine de vouloir bien commettre M. P. Brouardel, médecin légiste à Paris, lequel, par un rapport qui nous sera dressé, fera connaître son avis sur les points suivants :

1° Si, sur le vu d'une ordonnance qu'il transcrit sur son livre et qu'il laisse entre les mains des malades, un pharmacien peut délivrer pendant plusieurs mois consécutifs des solutions ou préparations dont la formule est indiquée dans la lettre ci-annexée :

2° Les inculpés s'autorisent de ce principe qu'ils prétendent admis dans la jurisprudence : que l'ordonnance, étant la propriété du malade, doit rester entre les mains de celui-ci, en tirent cette conséquence que le malade peut indéfiniment obtenir des solutions ou préparations, sinon chez eux, du moins chez un confrère ;

Serment préalablement prêté, après avoir pris connaissance de la lettre annexée, réponds comme suit aux questions posées :

Dans la lettre se trouvent les formules visées plus haut. Voici leur texte :

1re Ordonnance :

Chlorhydrate de morphine	20	centigrammes.
— de cocaïne	10	—
Eau distillée	15	—

2e Ordonnance :

Chlorhydrate de morphine	40	centigrammes.
— de cocaïne	20	—
Eau distillée	30	—

Les règles qui fixent le mode suivant lequel peuvent être vendus les médicaments par les pharmaciens sont formulées par la loi du 12 germinal an XI et par l'ordonnance royale du 29 octobre 1846.

L'article 32 de la loi de germinal est ainsi conçu :

« Les pharmaciens ne pourront livrer et débiter des préparations médicinales, ou drogues composées quelconques, que d'après la prescription qui en sera faite par des docteurs en médecine ou en chirurgie, ou par des officiers et sur leur signature, etc. »

Il semble résulter de ce texte que le pharmacien est tenu de ne délivrer un médicament quelconque que sur le vu d'une ordonnance médicale. Peut-il légalement renouveler la délivrance de ce médicament sur le vu de l'ancienne ordonnance ? Le fait peut être discuté en droit. Mais la question est résolue dans le sens de l'affirmative par des habitudes presque séculaires. Il est évident que exiger d'un malade qu'il fasse une visite à son médecin pour obtenir d'avoir à nouveau de la bourrache, du tilleul ou même un looch ou une potion sans danger, serait excessif.

La difficulté commence lorsque la prescription faite par le médecin contient un médicament toxique.

L'ordonnance du 29 octobre 1846 dit :

« Titre II. — De la vente des substances vénéneuses par les pharmaciens.

« 5. La vente des substances vénéneuses ne peut être faite, pour l'usage de la médecine, que par les pharmaciens et sur les prescriptions d'un médecin, chirurgien, officier de santé ou d'un vétérinaire breveté.

« Cette prescription doit être signée, datée, et énoncer en toutes lettres les doses desdites substances, ainsi que le mode d'administration.

« 6. Les pharmaciens transcriront lesdites prescriptions avec les indications qui précèdent sur un registre établi dans la forme déterminée par le paragraphe 1er de l'article 3.

« Ces transcriptions devront être faites de suite et sans aucun blanc.

« Les pharmaciens ne rendront les prescriptions que revêtues de leur cachet et après y avoir indiqué le jour où les substances auront été livrées, ainsi que le numéro d'ordre de la transcription sur le registre, etc. »

Ces précautions minutieuses semblent bien indiquer que, dans la pensée de leur auteur, chaque fois qu'une ordonnance contenant des substances vénéneuses est exécutée, le pharmacien engage sa responsabilité par l'apposition de son cachet, par l'indication du jour où le médicament est livré.

La pratique médicale a effacé dans une certaine mesure la portée protectrice de l'ordonnance de 1846.

Il arrive bien souvent, lorsqu'une médication doit être continuée pendant un certain temps, que le médecin prescrit, par exemple :

Arséniate de soude..................	5 centigrammes.
Eau distillée..........................	120 grammes.

Prendre une cuillère à café avant les deux repas. Continuer l'usage du médicament pendant trois semaines; suspendre huit jours, recommencer pendant trois mois.

Or la quantité prescrite ne pourra suffire qu'à vingt-quatre cuillerées à café, c'est-à-dire qu'elle sera épuisée en douze jours. Le malade ira donc deux fois par mois et pendant trois mois chez le pharmacien faire renouveler la prescription.

Les raisons qui déterminent le médecin à faire des prescriptions sous cette forme sont les suivantes. Obliger le malade à venir de nouveau dans son cabinet prendre une nouvelle ordonnance, c'est lui imposer un tribut absolument injustifiable par l'intérêt du malade lui-même. Prescrire en une fois la dose suffisante pour toute la durée de la médication, c'est mettre imprudemment entre les mains du malade une quantité de substance toxique dangereuse, ou bien c'est lui donner un médicament qui pourrait s'altérer.

La garantie prévue par la législature a-t-elle disparu? Non, si le pharmacien met son cachet avec la date sur l'ordonnance chaque fois qu'il délivre le médicament. Il voit qu'il continue à suivre la prescription du médecin, puisque, pour nous reporter à l'exemple indiqué ci-dessus, il peut constater que le client revient tous les douze jours, qu'il abuse ou qu'il se trompe sur la quantité du médicament ingéré.

Toute garantie disparaît si le cachet du pharmacien et la date ne sont pas indiqués chaque fois que l'ordonnance est renouvelée.

Il est évident que, pour prendre l'espèce qui nous est soumise, si le pharmacien peut, sans appliquer son cachet ni dater, fournir 20 ou 40 centigrammes de morphine, 10 ou 20 centigrammes de cocaïne tous les jours ou plusieurs fois par jour, il élude la responsabilité que lui a imposée l'ordonnance de 1846. Il peut ainsi mettre à la disposition d'une personne quelconque une quantité de poison dangereuse pour elle ou pour autrui.

C'est de plus ne pas prévenir leurs confrères que cette prescription a été exécutée tel jour et leur permettre de mettre entre les mains des malades une quantité de toxique tout à fait en désaccord avec l'intention du médecin.

L'apposition du cachet et de la date constitue donc des garanties sérieuses; elles seules peuvent permettre au pharmacien de dégager sa responsabilité.

Mais, lorsque sur une ordonnance faite par le médecin, et contenant des substances toxiques, il n'y a pas que la médication doit être continuée pendant un certain temps ; lorsqu'il y a par exemple à la suite d'ordonnances visées plus haut : « usage externe », ou « pour injections hypodermiques », quand il n'y a pas : « à renouveler », rien n'autorise légalement le pharmacien à délivrer de nouveau le médicament prescrit.

Les pharmaciens ne sauraient s'autoriser de leur pratique habituelle. Si pour ne pas perdre un client ils délivrent indéfiniment, sur le vu d'une ordonnance, des substances toxiques aussi actives, ils ne peuvent invoquer ni la loi, ni la jurisprudence, et leur responsabilité reste entière.

Aucun d'eux ne peut ignorer les dangers du morphinisme ou du cocaïnisme, et, en livrant aux malades les substances capables de provoquer des intoxications, ils sont seuls responsables.

Quant à la jurisprudence sur ce point spécial, je ne connais que le jugement du Tribunal correctionnel de la Seine du 2 mai 1883, confirmé en partie par la Cour d'appel de Paris dans son audience du 12 juillet 1883.

Conclusions. — Le pharmacien ne peut délivrer un médicament contenant une substance toxique telle que celles qui sont inscrites dans les ordonnances ci-dessus indiquées, sans mettre chaque fois son cachet, la date de l'ordonnance.

Le texte de la loi et de l'ordonnance de 1846 n'autorise pas le pharmacien à délivrer plusieurs fois des solutions ou des préparations toxiques. Les précautions prises par les rédacteurs de l'ordonnance de 1846 sont faites pour que le pharmacien ne puisse répéter cette délivrance sans engager sa responsabilité.

La jurisprudence est conforme à cette interprétation.

PIÈCE N° 7.

Morphinomane, suggestion.

Nous, soussignés, Charcot, membre de l'Institut, professeur à la Faculté de médecine; Brouardel, professeur à la Faculté de médecine; Motet, médecin en chef de la Maison d'éducation correctionnelle, commis, le 21 décembre 1885, par un arrêt de la Cour de Paris, Chambre des appels de police correctionnelle, à l'effet de constater l'état mental de la fille G..., Annette, appelant d'un jugement du Tribunal de la Seine qui l'a condamnée à trois mois de prison pour vol; après avoir prêté serment, recueilli les renseignements de nature à nous éclairer, et visité la prévenue à la prison de Saint-Lazare, avons consigné dans le présent rapport les résultats de notre examen.

Annette G..., âgée de vingt-six ans, est depuis près de treize ans atteinte de troubles nerveux, qui paraissent avoir eu pour cause déterminante, chez une jeune fille, d'ailleurs prédisposée, les émotions éprouvées pendant la Commune. Réfugiée avec des camarades dans les caveaux de l'église Sainte-Marguerite, elle aurait, quand les troupes déblayèrent la rue Saint-Bernard, assisté à l'exécution d'insurgés dans le jardin de l'église. Elle avait onze ans à ce moment: elle conserva un souvenir très vif de cette scène, et si, dès cette époque, elle n'eut pas d'accidents nerveux, elle eut du moins des troubles du sommeil, dont on ne se préoccupait pas.

A treize ans, les règles apparurent. Annette G... fut sujette, à chaque retour des époques menstruelles, à des douleurs vives dans la région hypogastrique: ces malaises sans gravité ne l'arrêtaient pas et ne dépassaient pas, après tout, la mesure de ce qu'on observe si souvent chez les jeunes filles à tempérament nerveux prédominant.

Nous devons à sa mère, femme intelligente et que sa profession de sage-femme rendait plus apte qu'une autre à observer attentivement sa fille, la date précise de l'explosion des accidents nerveux dont elle a souffert, sans interruption, on peut dire, depuis le 20 septembre 1875.

Annette G... avait quinze ans : réglée d'une manière assez régulière, peu abondamment : elle était au moment de son époque, sa mère l'emmène faire une promenade à Saint-Cloud : elle revient le soir, en bateau, et se sent prise de froid. Le lendemain, les règles cessent brusquement et le surlendemain elle s'alite. Les douleurs dans la région hypogastrique sont des plus aiguës. l'alimentation devient presque impossible, et, pendant six semaines, la malade ne prend presque rien, sinon de l'eau sucrée. Vers la septième semaine, elle a du strabisme convergent ; elle est prise par accès de rire que rien n'arrête. On lui donne du muse : le strabisme cesse, elle devient sourde. « Quand un accident d'une certaine forme cessait, dit sa mère, un autre apparaissait. » Elle eut des visions effrayantes; les accès hallucinatoires se répétaient toutes les nuits et duraient jusqu'à trois heures du matin. Elle assistait à des scènes terrifiantes : elle voyait, comme dans l'enclos de l'église Sainte-Marguerite, fusiller des hommes; elle faisait le geste de tirer un coup de fusil et poussait des cris.

Elle eut ensuite du délire continu pendant près de six mois. Il lui était impossible de se tenir debout. Elle marchait sur les mains et sur les genoux, vivait blottie dans un coin, sous une table; le désordre mental, pendant cette période, fut complet : elle tutoyait tout le monde, disait des injures; par moments elle parlait d'une manière si singulière que sa mère seule pouvait la comprendre. A-t-elle eu alors une sorte d'aphasie? Cela est possible, les explications de sa mère restent un peu confuses sur ce point. Ce qui est certain, c'est que pendant longtemps encore, après cette phase d'aliénation mentale, il lui était impossible d'articuler le nom de sa sœur Suzanne.

Nous avons voulu savoir quel était son état pendant « ses crises ». Sa mère nous les décrit fort exactement. Aussitôt qu'Annette G... avait mangé, si peu que ce fût, elle était prise de raideur de tout le corps, elle était allongée sur son lit, immobile, les yeux fermés, les mains tournées, la paume en dehors, les doigts en griffe. Elle restait de quatre à six heures ainsi, et elle sortait de cet état sans convulsions.

En 1875, à la fin de l'année, elle commença à faire usage de la morphine en injections. Elle éprouva immédiatement un soulagement profond, en ce sens qu'elle put s'alimenter mieux. Les « crises » ne furent pas suspendues cependant : elles eurent un autre caractère qu'elles ont conservé jusqu'à cette année. Tout à coup, elle se met à crier ou à chanter, puis elle ferme les yeux, et la raideur envahit tout le corps; elle tombe le plus souvent. D'autres fois, elle se redresse seule et se tient debout, immobile. Sa mère a remarqué que, dans cette position, elle ouvre démesurément les yeux, et qu'il suffit de passer la main devant ses yeux pour qu'elle tombe sur son lit, près duquel on l'a portée.

La morphine a eu sur elle une influence bien connue d'ailleurs, c'est de lui donner une activité plus grande, de lui permettre de se livrer à quelques occupations chez elle; mais aussi l'appétit, le besoin de l'injection est devenu de plus en plus impérieux, de plus en plus tyrannique; progressivement, il a fallu élever la dose, et Annette G... en était arrivée à absorber, dans une vingtaine d'injections chaque jour, près de 1 gramme de chlorhydrate de morphine; et, comme toutes les morphinomanes, elle avoue « qu'il n'y avait que cela qui la faisait vivre ». — On comprend sans peine le désarroi intellectuel auquel était arrivé cette jeune femme sous la double influence des troubles nerveux dont elle est atteinte depuis si longtemps, et d'une intoxication morphinique aussi profonde.

La maladie, en empêchant sa mère de se livrer à sa profession, avait épuisé toutes les ressources. Le travail à l'aiguille ne suffisait pas toujours à la faire vivre. Le mobilier avait peu à peu disparu, on était arrivé à vivre en garni; un jour, pendant l'absence de sa mère, qui n'avait pas plus qu'elle mangé depuis la veille, Annette G... prit une des couvertures du lit, alla l'engager au mont-de-piété et vendit la reconnaissance. Elle avoua sans détour et ne chercha pas d'autre excuse que celle de la misère et de la faim. Elle n'a pas pensé à mettre au compte d'un trouble intellectuel un acte qu'elle apprécie comme il convient de le faire, et qu'elle regrette vivement aujourd'hui.

Condamnée à trois mois d'emprisonnement, elle était à Saint-Lazare, lorsqu'elle se décida à faire appel de ce jugement dans des circonstances qui ont paru assez étranges pour que la Cour accueillît les conclusions de la défense et ordonnât un examen médico-légal. On supposait qu'Annette G... avait obéi à une suggestion, que, dans un moment où elle était sous l'influence de l'hypnotisation provoquée par l'un des médecins internes de la prison de Saint-Lazare, elle avait exécuté l'ordre qui lui avait été donné par lui, qu'elle était descendue inconsciente au greffe, qu'elle avait fait écrire par l'un des greffiers la formule de l'appel, puis l'avait signée. Nous dirons ce qu'il faut penser de cette prétendue suggestion.

Il importait, tout d'abord, de déterminer rigoureusement la

nature des troubles nerveux dont Annette G... pouvait être atteinte, de préciser leur caractère ; la sincérité de la prévenue devait être nettement établie.

Les recherches cliniques ont été plus spécialement dirigées par M. le professeur Charcot. L'examen eut lieu le 14 janvier 1886.

Annette G... éprouve, au moment où elle est amenée devant nous, un sentiment de vive émotion ; elle a peur, et, après avoir répondu aux premières questions, elle est prise d'un état syncopal, de courte durée d'ailleurs.

Une fois remise, elle se laisse examiner sans résistance aucune ; nous constatons :

1° Une insensibilité complète à la piqûre, à la tête, au cou et aux mains ;

2° L'abolition du réflexe pharyngien ;

3° La douleur à la pression de la région ovarienne droite ;

4° De la polyopie monoculaire droite et gauche ;

5° De la dyschromatopsie des deux yeux, surtout de l'œil droit ;

6° Le rétrécissement du champ visuel au maximum, à droite, pour la lumière blanche. Le cercle du rouge est en dehors du cercle du bleu, à gauche surtout.

Interrogée sur les accidents nerveux dont elle souffre, Annette Gaudin dit que « son attaque » est précédée de violents battements, très douloureux, dans la tempe droite, de bourdonnements dans les deux oreilles, plus particulièrement perçus à droite, de palpitations. Puis ses membres se raidissent ; elle perd connaissance et ne sait pas alors si elle a ou non des convulsions.

M. le professeur Charcot essaie de l'hypnotiser en lui faisant regarder fixement un de ses doigts.

Cette tentative ne détermine qu'une attaque d'hystérie à forme cataleptoïde : les membres sont raides, étendus, gardent quelque temps la position qu'on leur donne ; les paupières sont agitées par un frémissement vibratoire constant. La malade, complètement isolée du monde extérieur, ne répond plus aux questions qu'on lui adresse.

M. le Dr Le Pileur, médecin en chef de l'infirmerie de Saint-Lazare, constate que les phénomènes produits sont complètement analogues à ceux qu'il a vus déjà chez Annette G.... Ils appartiennent exclusivement à l'attaque d'hystérie avec raideur généralisée des membres.

Cette attaque n'est ni très violente, ni de très longue durée ; la malade en sort d'elle-même, sans aucune intervention de notre part ; elle a une très courte période d'étonnement et, sans autre transition, elle reprend son entretien avec nous. Elle n'accuse pas d'autre sensation que celle d'une grande fatigue avec une céphalalgie légère.

Il nous importait de savoir comment elle était descendue au greffe pour formuler son appel. Elle nous raconta, très simplement et très sincèrement, comment les faits s'étaient passés. La veille, le médecin interne qui, en essayant de l'hypnotiser, n'avait rien provoqué de plus chez elle que l'attaque d'hystérie cataleptoïde dont nous venions d'être témoins, l'avait engagée, en dehors du sommeil provoqué, à faire appel du jugement du Tribunal correctionnel ; le lendemain, dans la matinée, il en fut encore question dans la salle d'infirmerie ; et, dans un état qui ne rappelle en rien l'état de suggestion hypnotique, Annette G... descendit au greffe ; elle avoue « qu'elle n'avait pas bien envie de faire appel, mais que, sans céder à une injonction plus forte que sa volonté, ayant conscience de ce qu'elle faisait, elle avait prié le greffier d'écrire, et elle avait signé ».

Ce n'est pas ainsi que se comportent les hystériques, obéissant, sans résistance possible, à un ordre donné pendant la période d'hypnotisme. Nous ne croyons pas utile d'entrer dans des détails plus précis au sujet de ces faits : mais il nous est permis de dire que les phénomènes de suggestion ne se produisent pas d'une manière aussi simple que seraient tentés de le supposer ceux qui pourraient un jour ou l'autre les alléguer comme excuse ; et que, au point de vue médico-légal, si l'étude en peut présenter quelques difficultés, elles ne sont pas telles que le problème ne puisse être résolu à l'aide d'une observation sévèrement conduite.

Pour nous, il n'y a pas eu plus de suggestion dans le fait du vol commis sous la pression de la misère et de la faim que dans le fait de l'appel interjeté avec le concours du greffier de la prison. Mais il reste un état mental particulier sur lequel nous avons le devoir d'insister.

Annette G... est atteinte d'hystérie. Depuis onze ans, elle a présenté les manifestations les plus variées de la névrose, en restant cependant toujours dans le type classique. La mobilité des accidents nerveux s'est doublée, comme il arrive presque toujours, de la mobilité dans le caractère, sans arriver jamais aux exagérations fantasques de la plupart de ces malades ; elle en a eu toute l'instabilité d'humeur, ses souffrances ; la longue durée des troubles nerveux l'ont souvent découragée, et c'est dans l'abus de la morphine qu'elle a cherché et trouvé un peu de calme. Mais l'intoxication morphinique a déterminé chez elle ses effets habituels, un besoin, un appétit irrésistible pour le médicament qui lui rendait pour quelques heures, à chaque prise nouvelle, une sensation de bien-être, « de retour à la vie ».

Chez les morphinomanes, cette sensation est avidement recherchée, et l'abstinence les met dans un état d'angoisse qui va toujours croissant et aboutit à de véritables crises d'excitation, de violence souvent, parfois même de délire.

Chez Annette G..., arrêtée le 9 novembre, et conduite au dépôt de la Préfecture de Police, la suppression de la morphine fut brusque : des accidents vertigineux, des spasmes, des syncopes survinrent; et, quand cette femme arriva à Saint-Lazare, elle était dans un tel état de dépression, de faiblesse, qu'elle avait pu, sans se rendre compte, sans se souvenir de rien, comparaître devant le tribunal correctionnel et ignorer sa condamnation. Admise immédiatement à l'infirmerie, elle fut soumise pendant quelques jours aux injections de morphine, que M. le Dr Le Pileur a remplacées depuis par l'opium à doses fractionnées. Annette G... s'est peu à peu modifiée, et, à notre visite, elle avait repris les apparences d'une santé meilleure. Mais elle est encore sujette à des syncopes, à des crises cataleptoïdes; elle reste une malade chez laquelle les accidents nerveux peuvent reparaître avec leur intensité première.

Dans ces conditions, le vol pour lequel elle est poursuivie, commis en plein état de désarroi intellectuel et moral, sous la pression de la misère et de la faim, doit être considéré non plus comme un acte librement exécuté, mais comme l'une de ces sollicitations instinctives qui ne trouvent pas, dans un esprit débilité par la maladie, le contrepoids de délibération et de résistance suffisantes. La culpabilité disparaît derrière l'état pathologique, et nous sommes d'avis que la Cour peut exonérer Annette G... de la responsabilité de l'acte qui lui est imputé.

Délibéré à Paris, le 18 février 1886.

Signé: CHARCOT; BROUARDEL; MOTET.

PIÈCE N° 8.

Mesures à prendre pour diminuer la morphinomanie (1).

Les funestes effets de l'intoxication chronique par la morphine commencent à être bien connus, même en dehors du monde mé-

(1) Rapport fait au nom d'une commission composée de MM. les Drs Brouardel, Motet, Ballet, Vibert, rapporteur (9 juin 1895).

M. le Garde des sceaux avait prié l'un de nous de lui faire des propositions en vue d'enrayer la morphinomanie. Le rapport suivant a été envoyé à la Chancellerie, mais le Cabinet ministériel est tombé quelques jours plus tard, et aucune suite n'a été donnée à nos propositions.

dical. On a maintes fois décrit la dégradation physique et intellectuelle des morphinomanes, de ces malheureux qui finissent par n'avoir plus qu'un but dans la vie, une pensée dans laquelle se concentre tout ce qui leur reste d'intelligence et d'énergie : s'administrer à des doses toujours croissantes le poison qui les conduira, de déchéances en déchéances, au dernier degré de la décrépitude et de l'abrutissement.

C'est qu'en effet, lorsque la morphine a été prise un certain temps, elle devient pour l'organisme le besoin le plus impérieux, plus insupportable que la soif ou la faim ; sa privation brusque entraîne des troubles graves de la santé, et des souffrances telles que l'homme le plus énergique est incapable de les supporter. La morphine devient bientôt réellement indispensable, momentanément du moins, au fonctionnement régulier des divers organes, de sorte que l'on a pu dire sans exagération qu'en recherchant son excitant habituel le morphinomane obéit à l'instinct de la conservation. C'est ce qui explique et justifie en quelque sorte l'intensité de la passion, plus exigeante et plus tyrannique que ne peut l'être celle de l'alcool par exemple.

Il est malheureusement certain que la morphinomanie se répand chaque jour davantage. C'est par centaines maintenant que l'on compte les observations de morphinomanie dans les monographies consacrées à ce sujet. Presque tous les médecins en ont observé des exemples, et, lorsque les membres de cette commission se sont réunis, chacun d'eux en a cité plusieurs cas inédits. A l'Étranger, il s'est fondé des asiles consacrés spécialement au traitement des morphinomanes, et les deux cents ou trois cents places que contiennent certains de ces établissements sont, paraît-il, toujours occupées (1).

Il y a quelques années, lorsque la morphinomanie en était encore à ses débuts, elle sévissait spécialement sur les médecins, les pharmaciens et les autres personnes qui sont à même de se procurer facilement des médicaments dangereux. Aujourd'hui elle s'étend à toutes les classes de la société, et ce fait, signalé dans diverses statistiques récentes, montre qu'il est temps d'appeler l'intervention de l'autorité publique sur ce sujet.

A la morphinomanie est venue se joindre plus récemment la cocaïnomanie, aussi funeste et aussi tyrannique. La cocaïne est d'ailleurs presque toujours employée concurremment avec la morphine, et il en résulte une intoxication mixte plus redoutable

(1) D'après le Dr Guimbail (*les Morphinomanes*, Paris, 1891), qui cite notamment l'asile de Gratz (Styrie).

encore, car elle s'accompagne souvent d'hallucinations et de délire terrifiants qui rendent le morphino-cocaïnomane dangereux pour autrui.

Tout ce que nous allons dire de la morphine s'appliquera donc en même temps à la cocaïne, et c'est contre ces deux poisons qu'il faut tenter la lutte.

Mais, dans cette lutte, il convient d'apporter certains ménagements. Ce n'est pas la morphine, médicament si précieux, qu'il faut viser, mais seulement les morphinomanes, et pas même tous les morphinomanes.

Pour quiconque a assisté, soit comme médecin, soit comme parent ou ami, à la longue et cruelle agonie d'un malheureux atteint de cancer ou d'une autre maladie qui aboutit fatalement à la mort, après avoir occasionné les plus intolérables douleurs, la morphine apparaît comme la ressource suprême à laquelle il faut laisser puiser largement le patient; en même temps qu'elle apaise ses maux, elle adoucit aussi la douleur du spectacle qu'il donne à ses proches, et personne aujourd'hui n'accepterait d'être privé d'une telle consolation.

Quant à ceux qui ont la passion de la morphine pour elle-même, lorsqu'on sait quelle ténacité, quelle ingéniosité extraordinaires ils déploient pour se procurer le poison qui est devenu pour eux le plus impérieux des besoins, on doit se demander tout d'abord si ce n'est pas une entreprise vaine que de chercher à apporter une entrave efficace à une passion qui est devenue le but à peu près unique de leur vie.

La lutte apparaîtra cependant avec des chances réelles d'utilité, si l'on considère que ce n'est pas d'emblée, mais seulement après un usage prolongé pendant plusieurs mois, ou tout au moins plusieurs semaines, que la morphine, comme la cocaïne d'ailleurs, deviennent des excitants indispensables. Durant cette première période, les malades recherchent les sensations agréables que leur procurent ces drogues, mais non pas l'apaisement des malaises extrêmement pénibles que leur occasionnera plus tard la privation de ces substances. L'abstinence est alors relativement facile, et, si les morphinomanes trouvaient à ce moment des obstacles quelque peu sérieux au développement de leur passion, beaucoup d'entre eux, sans doute, seraient arrêtés sur la pente funeste que tant d'individus suivent aujourd'hui jusqu'au bout.

Recherchons donc quels pourraient être ces obstacles.

La plupart des morphinomanes ont appris à connaître la morphine et en ont contracté l'habitude à la suite d'une prescription médicale. Peut-être certains médecins donnent-ils trop facilement la morphine à leurs clients. Nous croyons cependant que, sauf les cas où il s'agit de maladies mortelles à brève échéance et très douloureuses, on trouverait bien peu de médecins qui aient sciemment laissé leurs clients devenir morphinomanes. La loi n'est d'ailleurs pas désarmée contre les médecins : s'il en est qui, par une coupable complaisance, ou par un plus coupable désir de lucre, auraient poussé leurs clients à devenir morphinomanes, les articles 319 et 320 du Code pénal, qui visent l'homicide et les blessures par imprudence, ainsi que l'article 1382 du Code civil pourraient leur être appliqués. Mais, en réalité, presque toujours le médecin n'ordonne que des doses modérées de morphine et refuse d'en prolonger la prescription au delà d'un certain temps ; c'est sans son concours, à son insu, et usant de supercherie, que les malades continuent à s'en procurer.

Il n'en est pas moins vrai que le médecin a une part de responsabilité morale dans ces cas, s'il n'a pas surveillé attentivement ses malades, guetté les premiers indices de la morphinomanie, pour supprimer aussitôt les piqûres ou les mesurer très parcimonieusement. Mais cette obligation morale, qui est enseignée dans tous les livres de déontologie médicale et dans les leçons orales des maîtres, il est de toute impossibité de la transformer en une obligation de fait, de l'inscrire dans un article de loi avec une sanction spéciale à l'appui. Il est trop évident que le législateur ne peut préciser la limite à partir de laquelle l'administration de la morphine cesse d'être un bienfait pour devenir chez certaines personnes une intoxication des plus redoutables.

Les quelques restrictions que l'on serait peut-être tenté d'imposer à la prescription de la morphine par les médecins n'auraient, à notre avis, aucune efficacité, mais présenteraient en revanche des inconvénients sérieux. On a dit, par exemple, que le médecin devrait toujours pratiquer lui-même les piqûres et ne jamais laisser en la possession du malade ni morphine, ni seringue. Mais de cette façon on élèverait, et souvent dans des proportions considérables, le prix du traitement.

D'ailleurs, même lorsqu'il s'agit de clients fortunés, beaucoup de médecins répugneraient à imposer une telle règle, qui semblerait établie surtout dans le but d'élever le chiffre de leurs honoraires. — Voudrait-on obliger les médecins à ne prescrire la morphine qu'à des doses inférieures à un certain chiffre : 15 ou 20 centigrammes ? On gênerait ainsi dans certain cas et le médecin et le malade, mais on n'empêcherait pas les morphinomanes de se procurer, par les procédés qu'ils emploient aujourd'hui, la quantité de morphine qu'ils désirent.

Parmi ces procédés, le plus commode est celui qui consiste à faire exécuter plusieurs fois, ou même indéfiniment, par le pharmacien, la prescription unique du médecin. En l'état actuel, aux termes des articles 5 et 6 de l'ordonnance du 29 octobre 1846, les pharmaciens ne doivent délivrer de substances vénéneuses (sur la listes desquelles figurent tous les alcaloïdes, et par conséquent la morphine et la cocaïne) que sur une prescription médicale datée et signée, et ils doivent apposer sur cette prescription un cachet à date avant de la rendre au client. Le législateur a voulu sans doute qu'une telle prescription ne fût exécutée qu'une seule fois; mais il ne l'a pas dit formellement, et sur ce point la jurisprudence ne paraît pas définitivement fixée. Il conviendrait à notre avis, de faire cesser tout équivoque en interdisant formellement aux pharmaciens d'exécuter plus d'une fois les prescriptions de cette nature, ou seulement les prescriptions qui s'appliquent à la morphine et à la cocaïne.

Peut-être cependant y aurait-il lieu de faire une exception pour le cas où le médecin mentionnerait sur sa prescription que le médicament pourra être délivré un nombre de fois déterminé, à la même dose et à des intervalles fixés. On éviterait ainsi d'obliger certains malades, pour lesquels la morphinomanie n'est pas à craindre, à renouveler trop souvent les frais d'une visite au médecin.

On objectera peut-être qu'il est illusoire d'interdire aux pharmaciens de renouveler la prescription médicale, puisque les clients peuvent s'adresser successivement à divers médecins pour obtenir de chacun d'eux une prescription de morphine. Nous répondrons que la plupart des médecins se refuseraient à prescrire d'emblée de la morphine à une personne inconnue, et surtout aux doses nécessaires pour produire et entretenir la morphinomanie. D'ailleurs, les démarches, les mensonges, les frais que nécessiterait cette façon d'obtenir la morphine, arrêteraient bon nombre des individus qui ne sont qu'au début de leur passion, qui n'ont encore que le goût, mais non pas le besoin irrésistible de la morphine.

La mesure que nous proposons aurait besoin d'être complétée par d'autres mesures destinées à empêcher la fabrication des fausses prescriptions médicales. Même aujourd'hui, il n'est pas très rare, au moins dans les grandes villes, de voir des morphinomanes qui, après avoir lassé la complaisance des pharmaciens, recopient ou confectionnent de toutes pièces une prescription qu'ils signent du nom d'un docteur. Il est à prévoir que ces faux seraient plus fréquents du jour où ils deviendraient le seul moyen de se procurer à volonté de la morphine chez les pharmaciens. Il nous paraît que le moyen le plus efficace et le moins compliqué pour empêcher cette supercherie serait d'exiger que toutes les préparations de morphine et de cocaïne susceptibles d'être employées en injections sous-cutanées fussent prescrites par les médecins sur un papier portant leur nom et leur adresse en caractères non manuscrits, ou bien un timbre mobile donnant les mêmes indications et que le pharmacien oblitérerait avec le cachet qu'il est tenu d'apposer sur les prescriptions. Ce ne serait pas pour les médecins une très grande sujétion que de porter sur soi un certain nombre de ces timbres; d'ailleurs, s'ils s'en trouvaient dépourvus dans un cas urgent, ils pourraient ajouter à la prescription quelques mots pour indiquer qu'il s'agit de circonstances exceptionnelles. On restreindrait beaucoup de cette façon le nombre des cas où le pharmacien pourrait arguer de sa bonne foi après avoir exécuté une prescription fausse et échapper ainsi aux peines de la loi du 19 juillet 1845.

D'un autre côté, la loi devrait édicter une peine contre toute personne qui fabriquerait ou présenterait, pour être exécutée, une ordonnance revêtue d'une signature ou d'une estampille fausses. Bon nombre de morphinomanes, du moins parmi ceux qui ne sont pas encore profondément intoxiqués, sont parfaitement accessibles à la crainte de la responsabilité pénale et renonceraient à de telles supercheries, s'ils ne croyaient pas qu'elles doivent rester impunies.

Mais les pharmaciens ne fournissent guère que les débutants dans la morphinomanie. Les morphinomanes invétérés s'approvisionnent chez les droguistes et les marchands de produits chimiques; ils ont ainsi l'avantage de payer moins cher les grosses doses dont ils ont besoin, et, en même temps, ils évitent les observations ou les refus que leur opposeraient beaucoup de pharmaciens. Les marchands de produits chimiques délivrent en effet au premier venu, avec une facilité déplorable, les quantités les plus énormes de morphine et de cocaïne. C'est là un fait d'autant plus grave qu'une telle complaisance non seulement favorise singulièrement les habitudes des morphinomanes, mais qu'elle pourrait aussi faciliter beaucoup le crime d'empoisonnement. Il nous suffira de rappeler à ce sujet les détails récents de l'affaire Joniaux; on s'est ému, en Belgique, de la facilité avec laquelle la femme Joniaux s'était procuré de la morphine, et, à cette occasion, le procureur général près la Cour d'appel de Bruxelles a adressé une circulaire aux Parquets de son ressort pour les inviter à appliquer, en l'interprétant dans son sens le plus strict, la loi qui régit la vente des substances vénéneuses en Belgique.

En France, la vente des substances vénéneuses par les commerçants autres que les pharmaciens est soigneusement réglementée par le titre I de l'ordonnance du 29 octobre 1846. Il suffirait de veiller à l'application de cette ordonnance pour rendre difficile l'abus que nous signalons. On pourrait d'ailleurs la compléter très utilement, en ajoutant à la fin de l'article 2, qui est ainsi conçu : « Lesdites substances ne devront être livrées que sur la demande écrite et signée de l'acheteur », la phrase suivante : « En ce qui concerne la morphine et la cocaïne, elles ne pourront être livrées qu'à des pharmaciens, et au domicile de ceux-ci. »

Comme ces deux substances n'ont pas d'usages industriels et sont employées exclusivement en pharmacie, la précaution que nous demandons ne causerait aucune gêne aux marchands de produits chimiques ; tandis qu'elle empêcherait certains individus de faire leurs provisions en se donnant faussement pour pharmaciens.

En l'état actuel, des commissionnaires en marchandises ou d'autres intermédiaires vendent aussi la morphine ou la cocaïne à tous ceux qui en désirent. La stricte application de l'ordonnance du 29 octobre 1846, modifiée dans le sens que nous venons d'indiquer, apporterait un sérieux obstacle à ce commerce. Il paraît plus difficile d'empêcher certaines personnes de se faire expédier de l'étranger de la morphine arrivant sous une autre étiquette. Mais il faut remarquer que les morphinomanes qui ont recours à de tels expédients sont habituellement parvenus à une période avancée de leur intoxication, laquelle est alors presque toujours connue de leur famille et de leur entourage. C'est à leurs proches qu'il appartient de les surveiller et, au besoin, de dénoncer à l'autorité les sources auxquelles se fait l'approvisionnement du poison.

Quant aux seringues ou autres instruments servant à pratiquer l'injection hypodermique, laquelle constitue à peu près le seul procédé employé par les morphinomanes et les cocaïnomanes pour absorber leur poison, il n'y a pas lieu, croyons-nous, d'en entraver la vente. Il faudrait pour cela que l'autorité exerçât son contrôle sur toute une classe d'industriels et de commerçants qui en sont jusqu'ici exempts.

D'ailleurs, cette surveillance aurait d'autant plus de chances d'être illusoire que l'usage est maintenant très répandu d'administrer beaucoup de médicaments, autres que la morphine et la cocaïne, par le procédé des injections hypodermiques.

En résumé, nous croyons que, pour s'opposer au développement de la morphinomanie et de la cocaïnomanie, il y aurait lieu de prendre les mesures suivantes :

1° Ajouter à l'ordonnance du 29 octobre 1846 un article ainsi conçu :

« Les pharmaciens ne pourront délivrer la morphine et la cocaïne sous une forme susceptible de servir à des injections hypodermiques que sur le vu d'une prescription qui portera, outre la signature d'un médecin, le nom et l'adresse de celui-ci en caractères non manuscrits, ou bien un timbre mobile donnant les mêmes indications, et qui sera oblitéré au moment où la prescription sera rendue au client. Dans les cas d'urgence absolue signalée expressément par le médecin qui aura rédigé la prescription, les pharmaciens pourront ne pas exiger les garanties ci-dessus indiquées.

« La prescription ne sera exécutée qu'une seule fois, sauf le cas où le médecin aura mentionné que la dose ordonnée sera renouvelée un nombre de fois déterminé, à des intervalles qu'il fixera. »

2° Veiller à la stricte application de l'ordonnance du 29 octobre 1846, notamment de son titre I, et compléter ladite ordonnance, en ajoutant à la fin de l'article 2 la phrase suivante :

« La morphine et la cocaïne ne pourront être vendues qu'à des pharmaciens, et la livraison devra en être effectuée au domicile de ceux-ci. »

3° Enfin, il y aurait lieu d'édicter une peine contre toute personne qui fabriquerait ou présenterait, pour être exécutée, une prescription médicale revêtue d'une signature ou d'une estampille fausses.

PIECE N° 9.

Bronchite capillaire, intoxication par la cocaïne.

Nous, soussignés, Charles Vibert, médecin légiste ; Jules Socquet, médecin légiste ; Jules Ogier, chimiste expert, commis par une ordonnance de M. Lascoux, juge d'instruction au Tribunal de première instance de la Seine, en date du 24 mai 1902, ainsi conçue :

« Commettons MM. les Drs Vibert et Socquet, médecins experts près le Tribunal de la Seine ; M. Ogier, directeur du laboratoire de toxicologie, chimiste expert près le Tribunal de la Seine, pour procéder aux opérations demandées dans la commission rogatoire, en date du 20 mai 1902, de notre collègue d'Alger. »

Serment préalablement prêté, nous avons rempli comme il suit la mission qui nous a été confiée.

La commission rogatoire de M. le juge d'instruction d'Alger est ainsi conçue :

« Vu les pièces de la procédure suivie contre les nommés T. Prosper et S. Salomon, inculpés d'homicide involontaire,

« Commettons M. le juge d'instruction près le Tribunal civil de première instance de la Seine aux fins ci-après :

« Désigner trois experts dont deux docteurs en médecine et un chimiste toxicologue, auxquels le dossier complet de la procédure sera communiqué, les commettre à l'effet de faire connaître, serment préalablement prêté dans un rapport détaillé et circonstancié :

« 1° Quel est le processus normal de la grippe infectieuse, notamment si un enfant de trois ans et demi peut être enlevé en trois jours par les progrès de cette maladie ?

« 2° Quels sont les phénomènes observés dans l'intoxication par la cocaïne, si la dose de 60 centigrammes de cocaïne, administrée en deux fractions de 30 centigrammes, dans un intervalle de vingt-quatre heures sous forme de suppositoire à un enfant de trois ans et demi est toxique, ou seulement de nature à produire des troubles plus ou moins violents et de quelle nature :

« 3° Si enfin ces troubles, se produisant dès le début d'une maladie telle que la grippe infectieuse, peuvent introduire une complication grave, de nature à précipiter la mort en admettant que l'issue naturelle de la maladie soit fatalement mortelle. »

I. On ne saurait décrire le *processus normal* de la grippe infectieuse, car la grippe se manifeste sous des formes très différentes, dont on distingue trois principales : nerveuse, thoracique, abdominale. En outre, les symptômes propres à chacune de ces formes s'associent souvent les uns aux autres dans une mesure plus ou moins grande.

Dans le cas actuel, d'après les renseignements qui se trouvent au dossier, il se serait agi d'une grippe à forme thoracique.

Cette forme thoracique comporte elle-même plusieurs variétés suivant que la maladie produit de la bronchite, de la broncho-pneumonie, de la pneumonie ou de la congestion pulmonaire.

C'est ce dernier cas qui s'est réalisé chez la jeune M... : on lit en effet dans le rapport d'autopsie : « La surface du poumon apparaît comme un damier présentant des zones alternativement claires et foncées. Les zones claires, rosées, brillantes, correspondent aux lobules emphysémateux sous-pleuraux : les zones foncées, rougeâtres, déprimées, correspondent aux lobules en état d'atélectasie. A la coupe, les deux poumons sont fortement congestionnés, splénisés. A la pression, on fait sourdre du sang et très peu de bulles d'air. La congestion est totale et n'occupe pas plus spécialement les parties déclives. Pas de muco-pus dans les petites bronches. Les morceaux de poumon, jetés dans l'eau, surnagent. »

Une telle congestion pulmonaire est parfois la manifestation primitive de la grippe infectieuse; c'est-à-dire qu'elle apparaît alors d'emblée, brusquement, sans être précédée d'autres symptômes. Elle n'est pas toujours accompagnée d'une fièvre élevée, ni même d'expectorations sanguinolentes : mais il y a parfois une grande dyspnée qui peut occasionner des crises asphyxiques; parfois encore on observe une prostration profonde.

La grippe sous cette forme peut entraîner la mort très rapidement, et même dans les trois jours, quoique le fait soit rare, surtout chez les enfants.

Peut-on croire que la grippe dont était atteinte la jeune M... était de nature à la tuer dans ce délai de trois jours?

Il est certain que cette enfant a paru sérieusement malade dès le début. C'est le père lui-même qui le dit. Dans sa lettre du 23 janvier 1902, il s'exprime ainsi : « Le 16 janvier, ma fille Claire, âgée de trois ans et sept mois, prenait le lit dans le courant de l'après-midi, en proie à un accès de fièvre. Le lendemain matin, le Dr T..., après examen de la malade, déclara qu'elle était sérieusement prise de la poitrine et qu'il fallait la soigner énergiquement. » — Il est bien établi ainsi par les dépositions des témoins que, les 17 et 18 janvier, la jeune M... a eu un accès de fièvre qui a motivé l'emploi des suppositoires. Mais on ne peut discerner nettement, dans les dépositions des divers témoins, quels autres symptômes occasionnait la grippe.

Le rapport d'autopsie fournit des renseignements plus précis.

Nous avons reproduit plus haut la description des poumons donnée par M. le Dr Cochez. On ne saurait affirmer que les lésions pulmonaires constatées par lui devaient nécessairement entraîner la mort; mais on peut dire qu'on en rencontre quelquefois de telles chez les individus qui ont succombé à la grippe.

Une autre constatation de l'autopsie qui nous paraît fort importante est celle relative au cœur. M. le Dr Cochez s'exprime ainsi : « Le cœur est flasque et mou. Ses cavités sont vides de sang. La coupe montre un myocarde décoloré, jaunâtre, de faible consistance. L'endocarde est fortement coloré par imbibition : la valvule mitrale et les valvules sigmoïdes sont d'une couleur foncée uniforme; elles sont lisses, ont les bords nets et ne présentent aucune altération. »

Ainsi que le dit M. le Dr Cochez, cet état du cœur rappelle la myocardite des fièvres graves. Il est donc de nature à faire croire que la grippe avait revêtu chez la jeune M... un caractère grave, infectieux. En tout cas, cet état du cœur était de nature à augmenter beaucoup le danger des lésions pulmonaires.

L'état du foie et des reins est aussi en rapport avec l'hypothèse d'une maladie infectieuse.

En résumé, il semble bien résulter des documents produits et surtout des constatations de l'autopsie que la jeune M... était atteinte d'une grippe infectieuse qui aurait pu suffire à entraîner la mort.

II. Quels sont les phénomènes observés dans l'intoxication par la cocaïne, etc...

Les symptômes de l'empoisonnement par la cocaïne sont de diverses natures; ils consistent essentiellement en troubles du cœur et de l'appareil circulatoire, désordres sensitifs et psychiques, convulsions et paralysies, accidents respiratoires.

Ces symptômes ne se montrent pas tous constamment dans toutes les intoxications, et les divers individus présentent vis-à-vis de la cocaïne des susceptibilités très différentes, tant au point de vue de la dose toxique que sous le rapport de la nature même des accidents. Aussi, quand on lit les observations d'empoisonnement par cet alcaloïde, on s'aperçoit qu'elles offrent entre elles de grandes dissemblances, et qu'il est par suite impossible de tracer un tableau unique des effets de la cocaïne sur l'homme, effets qui varient non seulement avec les individus, mais aussi, dans une certaine mesure, selon les modes d'administration du poison.

Parmi les symptômes les plus fréquemment observés, il faut citer les troubles du cœur et de l'appareil circulatoire, qui se manifestent par l'accélération et l'augmentation d'intensité des contractions cardiaques; par la pâleur de la face et le refroidissement des extrémités. — Les troubles sensitifs et psychiques sont très divers: perversions de la sensibilité tactile, aux mains principalement; faiblesse ou même abolition momentanée de la vue; dilatation des pupilles: hallucinations (plus fréquentes dans les empoisonnements chroniques); sensations de picotement, de fourmillement; les évanouissements sont fréquents et se produisent souvent dès le début. On observe aussi dans certains cas des périodes d'excitation, des crises de larmes ou de colère. — Les convulsions, surtout cloniques, sont parfois très violentes, mais ne se produisent pas toujours. Des phénomènes de paralysie peuvent affecter divers organes. — Les troubles respiratoires (anxiété, respiration suspirieuse) sont ordinairement légers; dans quelques cas, cependant, ils prennent une gravité exceptionnelle et sont la cause directe de la mort.

La diarrhée et les vomissements sont assez rares. — Rappelons enfin qu'on a constaté assez souvent des élévations de température pouvant atteindre 40°.

La durée de la maladie, dans les cas mortels, n'est en général pas longue, et l'issue fatale survient par exemple au bout d'une heure, d'une demi-heure ou même moins : il y a cependant des exceptions, et G. Pouchet a cité une observation dans laquelle, à la suite de l'injection de 2 grammes de chlorhydrate de cocaïne, un homme mourut après quatre jours, n'ayant présenté d'autres symptômes qu'un état léthargique profond.

Nous croyons devoir faire remarquer qu'on ne peut guère s'attendre à trouver chez la jeune M... un tableau aussi complet des symptômes d'une intoxication par la cocaïne. Cette enfant était trop jeune pour pouvoir expliquer ce qu'elle éprouvait. D'autre part, la grippe, dont elle était atteinte, pouvait masquer ou dénaturer certains des effets de la cocaïne. C'est ainsi que l'aspect rouge violacé des lèvres, du dessous des paupières, l'injection des yeux, que des témoins disent avoir remarqué après l'application de chaque suppositoire, sont rarement observés dans l'intoxication par la cocaïne ; nous croyons qu'ils peuvent être expliqués par la gêne circulatoire qui existait auparavant dans les poumons, et qui a été brusquement augmentée par l'effet de la cocaïne.

Plusieurs des symptômes qu'a présentés l'enfant M... pourraient être attribués à l'empoisonnement par la cocaïne. Nous retiendrons surtout qu'elle a eu des convulsions et du délire : le fait est noté par plusieurs témoins (lettre du sieur M... au procureur de la République ; déposition du sieur M... ; déposition de D. Zermati ; de Marie Touati ; de Fortunée Ozana ; de Rébecca et Léonie Zermati). Ces accidents convulsifs, bien qu'ils soient parfois observés dans la grippe infectieuse, ne peuvent, dans le cas actuel, être mis sur le compte de cette maladie, car les témoins s'accordent à dire que les convulsions ont eu lieu à deux reprises et très peu de temps après l'introduction de chacun des deux suppositoires. Il y a donc une relation de cause à effet entre ces suppositoires et les accidents convulsifs qui ont suivi leur emploi.

Nous pouvons donc dire que la jeune M... a présenté quelques-uns des symptômes de l'empoisonnement par la cocaïne :

III. La dose de cocaïne administrée pouvait-elle occasionner la mort.

Nous avons dit déjà que la proportion de cocaïne capable de causer des accidents mortels est extrêmement variable, selon le mode d'administration et aussi selon les individus, qui offrent, vis-à-vis de ce poison, des susceptibilités très diverses.

Un grand nombre d'intoxications par la cocaïne ont été notées : mais la plupart d'entre elles ont trait à des applications de cocaïne en badigeonnages sur des muqueuses, en injections intra-dermiques ou sous-cutanées, en injections dans des cavités séreuses :

opérations faites en vue d'obtenir des anesthésies locales. Il est établi que des doses, même très faibles, de cocaïne, administrées par ces procédés, peuvent donner la mort, surtout si les solutions sont trop concentrées; aussi l'on recommande, pour les injections sous-cutanées, de ne pas dépasser comme titre de la solution 8 à 10 centigrammes, et l'on cite, comme un cas, il est vrai exceptionnel, la mort d'une fillette de onze ans à la suite de l'injection de 2 centigrammes d'une solution de cocaïne à 4 p. 100 (Knabe).

Les doses toxiques sont plus élevées quand la cocaïne est administrée par le tube digestif. Le fait a été établi nettement par les expériences sur les animaux; il est confirmé par les observations qui ont été faites sur l'homme. C'est ainsi qu'on admet généralement que la dose de 10 centigrammes en solution prise par la bouche n'est pas dangereuse et seulement capable de produire une légère excitation et une augmentation de la sensibilité cutanée.

Il y a quelques exemples d'empoisonnement par la cocaïne avalée en solution. On trouve là encore de grandes différences dans la résistance au poison : ainsi un homme qui avait avalé 2 grammes de cocaïne et un enfant de neuf ans qui en avait pris 1 gramme finirent par guérir après avoir été, il est vrai, extrêmement malades. Par contre, un homme qui en avait avalé $1^{gr},5$ mourut en une demi-heure (Montalti); nous avons eu nous-mêmes (Vibert et Ogier) l'occasion d'étudier un double cas d'empoisonnement, où 50 centigrammes de cocaïne pris simultanément par un sieur M... et par sa fille adulte déterminèrent des désordres de gravité inégale, mais si sérieux chez le sieur M... qu'il ne put être sauvé qu'à grand'peine.

En ce qui concerne l'administration par le rectum, il est très probable que la toxicité doit être à peu près la même que dans le cas de l'absorption par l'estomac; mais nous n'en connaissons pas d'exemple.

En somme, on peut dire qu'un adulte qui absorbe, par le tube digestif, une dose de 50 à 60 centigrammes de cocaïne est exposé à un grand danger de mort. Pour une enfant de trois ans et demi, cette dose équivaut à 0,10 ou 0,12 (1). Comme la dose qui existait dans chaque suppositoire atteignait 30 centigrammes, on doit dire qu'elle pouvait entraîner la mort.

IV. Nous devons maintenant nous demander si la mort a été le

(1) Cette proportion relative à l'âge s'établit approximativement suivant une formule qui a été donnée par Young, et qui consiste à établir une fraction dont le numérateur est l'âge de l'enfant et le dénominateur ce même chiffre augmenté de 12, soit dans le cas présent $\frac{3,5}{3,5\text{-}12}$ ou environ 1/4 à 1/5 de la dose toxique pour un adulte.

résultat de la maladie dont souffrait l'enfant, ou si elle a été causée par les suppositoires. Il n'est pas facile de donner à cette question une réponse précise, d'abord parce que nous ne connaissons que peu de chose sur les accidents qui se sont déroulés depuis l'application du second suppositoire jusqu'à la mort.

Nous nous sommes expliqués déjà sur la gravité de la grippe, qui, d'après les constatations faites à l'autopsie, paraissait de nature à entraîner la mort.

En ce qui concerne l'action des suppositoires à la cocaïne, nous savons que le premier n'a pas déterminé la mort : il semble même résulter des dépositions des divers témoins que tous les signes apparents (au moins grossièrement apparents) d'une intoxication avaient disparu au bout de huit ou dix heures. L'explication de ce fait résulte sans doute de ce que le chlorhydrate de cocaïne a été absorbé très graduellement ; cette absorption a commencé très vite, puisque les symptômes de l'empoisonnement (délire, convulsions) ont débuté presque aussitôt après l'application du suppositoire ; mais elle n'a continué que lentement, à mesure que se liquéfiait dans l'intestin le beurre de cacao formant la masse du suppositoire. Les conditions sont très différentes de ce qu'elles auraient été si la même dose de poison avait été administrée en lavement, en solution dans l'eau. On s'explique ainsi comment, à l'excitation du début, a fait place un état de prostration dont parlent les témoins et qui était sans doute encore un des effets du poison.

Le second suppositoire, administré dix-huit heures après le premier, a été en partie éliminé avec le lavement qui a été donné peu de temps après : on peut donc supposer qu'une partie seulement de la cocaïne qu'il contenait a été absorbée.

Il est impossible de trouver dans le dossier des renseignements permettant de reconnaître si, au momment où l'enfant est morte, les symptômes qu'elle présentait étaient réellement ceux de l'empoisonnement par la cocaïne. Le témoin le plus compétent, qui était le Dr Laporte, n'a vu l'enfant que lorsqu'elle était en agonie, et, ainsi qu'il le dit, toutes les agonies se ressemblent.

Nous dirons donc que la dose de cocaïne administrée à l'enfant M... était susceptible d'entraîner la mort ; mais qu'en fait il n'est nullement démontré que cette enfant ait succombé à cette intoxication plutôt qu'à la maladie dont elle était atteinte. Le fait que la mort a été relativement tardive après l'application des suppositoires et l'apparition des premiers symptômes serait de nature à rendre la seconde hypothèse plus vraisemblable.

Pour répondre à une dernière question posée par M. le juge d'instruction, nous ajouterons qu'il nous paraît que, de toute façon, l'administration de la cocaïne doit avoir hâté l'issue mortelle de la maladie antérieure.

Conclusions. — D'après les renseignements fournis par les médecins, la jeune M... était atteinte de congestion pulmonaire grippale.

Parmi les symptômes qu'a présentés cette enfant, quelques-uns, notamment le délire et les convulsions, sont attribuables à un empoisonnement par la cocaïne.

La dose de cocaïne qui a été administrée à l'enfant, soit 60 centigrammes en deux suppositoires, était suffisante pour occasionner la mort.

D'après les constatations de l'autopsie, il paraît extrêmement probable que, en tout état de cause, la grippe aurait eu une issue fatale.

La dose élevée de cocaïne absorbée par la malade a dû contribuer à hâter le moment de la mort. Mais il ne nous paraît pas démontré que l'administration des suppositoires à la cocaïne ait été la cause directe de la mort.

PIÈCE N° 10.

Intoxication par la cocaïne. — Guérison.

Nous, soussignés, Paul Brouardel et Ch. Vibert, docteurs en médecine, commis par M. Boutet, juge d'instruction, en vertu d'une ordonnance en date du 26 septembre 1891, ainsi conçue :

« Vu la procédure commencée contre M... Henri, cinquante ans, et F... Tallien, quarante-six ans :

« Inculpés d'avoir, en exerçant illégalement la médecine, occasionné des blessures à la dame Biz..., demeurant à Ville-d'Avray :

« Attendu la nécessité de constater judiciairement l'état où se trouve actuellement la dame Biz... ;

« Ordonnons qu'il y sera procédé par MM. Brouardel et Vibert. »

Serment préalablement prêté, avons procédé à l'examen de la dame Biz..., le 22 octobre 1891.

La dame Biz..., âgée de trentre-deux ans, déclare jouir habituellement d'une assez bonne santé. Elle est nerveuse, mais non pas à un degré très accentué ; elle n'a jamais eu, dit-elle, d'attaque de nerfs. Les ordonnances des divers médecins qui l'ont soignée pour quelques affections, d'ailleurs peu graves, ne témoignent pas que cette dame ait présenté jamais des désordres nerveux très marqués. Nous ajouterons qu'actuellement on ne trouve pas chez elle d'anesthésie, ni d'autres stigmates d'hystérie. La dame Biz... fait remarquer qu'il y a neuf ans, à l'occasion d'un accouchement, elle a été endormie au chloroforme, et que l'action de cet anesthésique a été exempte de toute complication.

Le 19 août dernier, la dame Biz... s'est rendue avec son mari au L... dentaire pour se faire soigner une dent. L'opérateur lui a injecté dans la gencive, de chaque côté de cette dent, une demi-seringue ou une seringue entière (1 ou 2 centimètres cubes) d'une solution de cocaïne. Il a ensuite quitté sa patiente, en attendant que l'insensibilisation soit produite.

Une minute à peine s'était écoulée, lorsque la dame Biz... a commencé à éprouver un malaise général qui a augmenté rapidement, à tel point qu'au bout d'un quart d'heure environ cette dame était persuadée qu'elle allait mourir et que son mari le croyait également. Autant qu'on peut en juger par les explications des deux époux, ce sont les troubles de la circulation qui ont constitué le trait dominant de la scène pathologique qui s'est déroulée à ce moment. Dès que la dame Biz... a commencé à se plaindre de malaise, sa face s'est congestionnée ; elle est devenue, au dire de son mari, violacée « lie de vin » ; en même temps les yeux étaient saillants, hagards, les dents serrées, les lèvres écartées. Tantôt la dame Biz... ressentait des battements de cœur tumultueux, violents, désordonnés et une oppression extrême ; tantôt il lui semblait que son cœur s'arrêtait ; elle avait alors la sensation de la mort prochaine, restait incapable de se mouvoir, de parler même, sans que cependant elle ait jamais perdu complètement connaissance. Elle n'a pas eu non plus de délire ni d'hallucinations. Elle tremblait, avait quelques légères convulsions partielles, mais sans aucun de ces grands mouvements désordonnés qui caractérisent ordinairement l'attaque d'hystérie.

Au bout d'une heure et demie, cet état s'est un peu amélioré. La dame Biz... a pu descendre l'escalier au bras de son mari ; elle est allée, en voiture, chez un médecin du voisinage, puis a regagné son domicile à Ville-d'Avray. Pendant tout le trajet, elle était prise de temps à autre de crises analogues à celle qui s'était produite au L... dentaire, mais beaucoup moins fortes et moins prolongées. Arrivée chez elle, elle éprouvait une lassitude extrême, et le moindre effort occasionnait des palpitations de cœur et de l'oppression.

Ces palpitations ont continué le lendemain et les jours suivants, et actuellement encore la dame Biz... déclare qu'elle ne peut monter un escalier sans sentir son cœur battre et sans étouffer.

Au moment de notre examen, le pouls est régulier, non accéléré (86), non affaibli. On constate qu'il n'existe pas de lésions matériellement appréciables du cœur ou des gros vaisseaux, non plus que des poumons. La dame Biz... affirme d'ailleurs qu'elle avait auparavant la respiration très facile, et que, par exemple, elle pouvait valser aussi longtemps qu'elle voulait.

D'après ce qui précède, il semble bien que la dame Biz... a été atteinte, le 19 août dernier, non pas d'une attaque d'hystérie, mais bien d'une véritable intoxication par la cocaïne. Cette intoxication, en raison d'une certaine prédisposition de la dame Biz..., a suscité des troubles nerveux, affectant surtout le cœur, qui ont persisté et, bien qu'atténués, subsistent encore aujourd'hui.

On peut donc dire que la cocaïne administrée le 19 août dernier a provoqué chez la dame Biz..., outre des symptômes alarmants, qui n'ont duré que quelques heures, des désordres de la santé peu graves à la vérité, mais qui, aujourd'hui encore, deux mois après l'opération, obligent cependant cette dame à garder certains ménagements et à prendre quelques soins.

PIÈCE N° 11.

Premières expériences sur la ponction rachidienne.

Dans le but de pouvoir se prononcer en pleine connaissance de cause sur la méthode, Bier prit la résolution de l'expérimenter sur lui-même. Suivant sa technique, il se fit injecter par Hildebrand 0gr,005 de cocaïne ; mais, ainsi qu'il arrive souvent dans les opérations *inter nos*, l'expérience ne réussit qu'à demi. En effet, la seringue de Pravaz ne coaptait pas bien sur l'aiguille, de sorte qu'au cours des manœuvres faites dans le but de remédier à cet inconvénient une grande quantité de liquide cérébro-spinal s'écoulait, entraînant avec lui probablement la presque totalité de la cocaïne injectée.

On ne put alors observer aucune perte de la sensibilité chez Bier, qui ressentit, par contre, des fourmillements à la peau. Comme beaucoup de liquide cérébro-spinal s'était échappé, Bier résolut de remettre à plus tard une nouvelle expérience sur lui-même.

Hildebrand s'offrit alors pour faire faire immédiatement sur lui-même l'expérience qui venait d'échouer. Cette expérience sur Hildebrand est intéressante en ce qu'elle fut instituée sur un médecin compétent qui put donner des renseignements exacts sur l'action de la cocaïne sur la moelle épinière. Toutes les particularités de l'action toxique purent être minutieusement notées ; sans entrer dans les détails, disons que l'expérience réussit pleinement.

Pendant toute la durée de l'expérience, la sensation tactile fut conservée avec inhibition complète de l'élément douleur. Les réflexes patellaires étaient conservés. La perte de la sensibilité, avec $0^{gr},005$ de cocaïne, s'étendait jusqu'aux vertèbres thoraciques. L'expérience fut de quarante-cinq minutes de durée ; au bout de huit minutes, la sensibilité était abolie dans les membres inférieurs. Ayant ainsi expérimenté sur eux-mêmes, Bier et Hildebrand s'en furent chez eux, mangèrent avec plaisir, burent du vin et fumèrent de gros cigares. A onze heures, Bier gagnait son lit, dormait toute la nuit, se réveillait frais et dispos et faisait au petit jour une promenade d'une heure. Cependant il rentrait chez lui souffrant d'une céphalalgie d'abord légère, qui devint progressivement intense. A trois heures de l'après-midi, il pâlissait, le pouls devenait misérable ; il accusait alors un sentiment violent de pression intracranienne et de vertige dans la station debout. Du reste, tous ces phénomènes morbides s'amendaient lorsque Bier restait dans le décubitus dorsal pour reprendre dès qu'il voulait se lever. Bref il dut prendre le lit et y rester au repos absolu pendant neuf jours. Hildebrand lui se couchait aussi à onze heures, mais ne parvenait pas à s'endormir, tant il était agité. A minuit, la céphalalgie intense devenait de plus en plus terrible. A une heure, vomissements qui se renouvelèrent du reste dans la nuit. Au matin, Hildebrand, quoique très fatigué, fit cependant son service à l'hôpital, opérations, ligatures, pansements, etc., mais dans l'après-midi il devait s'aliter. Le lendemain, il en fut de même ainsi que pendant quelques jours encore, avec perte absolue de l'appétit et mal de tête intermittent, puis tout rentrait dans l'ordre avec un peu de faiblesse générale toutefois, pendant encore un mois (1).

(1) Fritz Dumont et *Journal de l'Association médicale mutuelle*. Sur la cocaïnisation de la moelle épinière. Communication faite le 21 juillet 1900 à la *Medizinisch-Chirurgischen Gesellschaft* de Berne.

TABLE DES MATIÈRES

NOUVEAUX ÉLÉMENTS D'HYGIÈNE

Par le Dr ARNOULD, Professeur à la Faculté de médecine de Lille.

5e *édition*. 1905, 1 vol. gr. in-8 de 1024 pages, avec 238 fig., cart.......... **20 fr.**

Tableaux synoptiques d'Hygiène, par le Dr Reille. 1900, 1 vol. gr. in-8 de 200 p., cartonné (*Collection Villeroy*)........ **5 fr.**
Aide-mémoire d'Hygiène, par le professeur P. Lefert. 5e *édition*. 1903, 1 vol. in-18 de 288 pages, cart........ **3 fr.**
Traité d'Hygiène militaire, par G. Morache. 1886, 1 vol. in-8 de 930 pages, avec 173 figures........ **15 fr.**
Manuel du Médecin militaire, par le Dr Coustan. 1897, 3 vol. in-18, cart... **9 fr.**
Hygiène Coloniale, par G. Reynaud, médecin en chef des Colonies en retraite, professeur d'hygiène à l'Institut colonial de Marseille. 1903, 2 vol. in-18 de 818 pages, avec 17 planches et 96 fig., cart........ **10 fr.**
Traité des Maladies des Pays chauds, par le Dr J. Brault, professeur à l'École de médecine d'Alger. 1900, 1 vol. gr. in-8 de 530 p., avec fig........ **10 fr.**

Précis de Médecine légale, par le Dr Balthazard, professeur agrégé à la Faculté de médecine de Paris. 1906, 1 vol. in-8 de 500 pages avec fig. noires et col.

PRÉCIS DE MÉDECINE LÉGALE

Par le Dr VIBERT, Médecin expert près les Tribunaux de la Seine.

1903, 6e *édition*. 1 vol. in-8 de 912 pages, avec 87 fig. et 5 pl. coloriées..... **10 fr.**

COURS DE MÉDECINE LÉGALE

DE LA FACULTÉ DE MÉDECINE DE PARIS

Par le professeur P. Brouardel. 1895-1906. 11 vol. in-8........ **103 fr. 50**

La Mort et la Mort subite. 1895, 1 vol. in-8 de 500 pages........ **9 fr.**
Les Asphyxies par les Gaz, les Vapeurs et les Anesthésiques. 1896, 1 vol. in-8 de 416 pages, avec figures et 8 planches........ **9 fr.**
La Pendaison, la Strangulation, la Suffocation et la Submersion. 1896, 1 vol. in-8 de 584 pages, avec 43 figures et planches........ **12 fr.**
L'Infanticide. 1897, 1 vol. in-8 de 402 pages, avec figures et planches........ **9 fr.**
Les Explosifs et les Explosions. 1897, 1 vol. in-8 de 272 pages, avec 39 figures........ **6 fr.**
La Responsabilité médicale. 1898, 1 vol. in-8 de 455 pages........ **9 fr.**
L'Exercice de la Médecine. 1899, 1 vol. in-8 de 564 pages........ **12 fr.**
Le Mariage. 1900, 1 vol. in-8 de 452 pages........ **9 fr.**
L'Avortement. 1901, 1 vol. in-8 de 376 pages avec figures........ **7 fr. 50**
Les Empoisonnements. 1902, 1 vol. in-8 de 538 pages, avec figures........ **9 fr.**
Les Intoxications, Arsenic, Phosphore, Cuivre, Mercure et Plomb. 1904, 1 vol. in-8 de 516 p. **12 fr.**
Les Blessures et les Accidents du travail. 1906, 1 vol. in-8.

Atlas-Manuel de Médecine légale, par le professeur Hofmann. *Édition française*, par le Dr Ch. Vibert. Introduction par le professeur P. Brouardel. 1900, 1 vol. in-16 de 168 pages, avec 56 planches coloriées et 193 fig. noires, relié maroquin souple........ **18 fr.**
Aide-mémoire de Médecine légale, par le professeur P. Lefert. 5e *édition*. 1903, 1 vol. in-18 de 300 pages, cart........ **3 fr.**
Le Secret médical, par P. Brouardel. 2e édition. 1893, 1 vol. in-16 de 300 p. **3 fr. 50**
La Profession médicale, par P. Brouardel. 1903, 1 vol. in-18........ **3 fr. 50**

PRÉCIS DE TOXICOLOGIE *Clinique et expérimentale*

Par le Dr VIBERT

1900, 1 vol. in-8 de 912 pages avec figures........ **10 fr.**

Précis de Toxicologie chimique et physiologique, par A. Chapuis. 3e *édition*. 1897, 1 vol. in-8 de 792 pages, avec 64 figures........ **9 fr.**

Médecine légale, par le professeur A. Tardieu. 9 vol. in-18... 54 fr.
Etude médico-légale sur les Attentats aux Mœurs. 7e édit., 1878, 1 vol. in-8 de 304 pages, avec 5 pl. ... 5 fr.
Etude médico-légale sur l'Avortement et les grossesses fausses et simulées. 6e édit., 1904. 1 vol. in-8 de 336 pages... 5 fr.
Etude médico-légale sur les Blessures. 1879, 1 vol. in-8 de 480 p. 6 fr.
Etude médico-légale et clinique sur l'Empoisonnement. 2e édit., 1875, 1 vol. in-8 de 1072 pages, avec 2 planches et 52 figures... 14 fr.
Etude médico-légale sur la Folie. 1880, 1 vol. in-8 de 619 p.... 7 fr.
Etude médico-légale sur l'Identité, dans ses rapports avec les vices de conformation des organes sexuels. 1874, 1 vol. in-8 de 176 p.. 3 fr.
Etude médico-légale sur l'Infanticide. 1888, 1 vol. in-8 de 372 pages, 3 pl. col... 6 fr.
Etude médico-légale sur les Maladies produites accidentellement ou involontairement. 1878, 1 vol. in-8 de 388 pages... 4 fr.
Etude médico-légale sur la Pendaison, la Strangulation et la Suffocation. 2e édit., 1879, 1 vol. in-8 de 352 pages avec pl... 5 fr.

Les Accidents du travail. Guide du médecin, par le Dr Brouardel. 2e *édition*, 1906, 1 vol. in-16 de 96 pages, cart... 1 fr. 50

La Consolidation dans les Accidents du travail, par le Dr Boyer, 1903, 1 vol. in-18 de 230 pages... 3 fr. 50

Les Accidents du travail, manuel de conciliation, par Duchauffour. 1 vol. in-16, 250 pages... 3 fr. 50

L'Anthropologie criminelle, par X. Francotte, professeur à l'Université de Liège. 1891. 1 vol. in-16 de 320 pages... 3 fr. 50

Alcoolisme et Réforme sociale, par le Dr Loiseau. 1900, in-8, 178 pages... 4 fr.

De la Criminalité en France et en Italie, par le Dr Bournet. 1884, gr. in-8, 153 pages... 4 fr.

Des Aliénés criminels, par le Dr Allaman. 1892, gr. in-8, 181 p. 4 fr.

De la Criminalité chez les Arabes, par le Dr Kocher. 1884, 1 vol. gr. in-8 de 244 pages... 5 fr.

La Médecine légale dans les Affections de l'oreille, du larynx et du nez, par le Dr Castex. 1898, in-8, 72 pages... 2 fr.

La Mort subite post-opératoire, par Hamant. 1898, in-8. 2 fr. 50

Les Irresponsables devant la justice, par le Dr Riant. 1888, 1 vol. in-16 de 306 pages... 3 fr. 50

Les Tatouages, par Lacassagne. 1881, 1 vol. in-8, avec 36 pl.. 5 fr.

La Névrose traumatique. Etude médico-légale sur les blessures produites par les accidents de chemins de fer et de voitures, par le Dr Vibert. 1893, 1 vol. in-8 de 171 pages... 5 fr.

Considérations médico-légales sur les Troubles fonctionnels consécutifs aux Traumatismes simulés ou exagérés, par le Dr Legrain. 1894, in-8, 44 pages... 1 fr. 50

Les Signes de la mort et les moyens de prévenir les inhumations prématurées, par le Dr Bouchut. 1883, 1 vol. in-18... 3 fr. 50

Du Dépeçage criminel, par le Dr A. de Saint-Vincent. 1902, 1 vol. gr. in-8 de 234 pages... 5 fr.

Études sur la morgue, par le Dr Gavinzel. 1882, in-8... 1 fr. 50

Statistique de la Morgue, par le Dr Foley. 1880, in-8... 2 fr.

Étude médico-légale sur la responsabilité professionnelle des médecins, par le Dr Mouzin-Lizys. 1899, in-8... 2 fr. 50

Les Expertises médico-légales, par le Dr Dervieux. 1901, gr. in-8, 109 pages... 3 fr.

Responsabilité légale des médecins traitants, par le Dr A. Fazembat. 1903, gr. in-8, 100 pages... 2 fr. 50

Traité de Jurisprudence médicale et pharmaceutique, par le Dr Dubrac, 2e *édition*. 1893, 1 vol. in-8 de 800 pages... 12 fr.

ENVOI FRANCO CONTRE MANDAT POSTAL.

5402-05. — Corbeil. Imprimerie Ed. Crété.

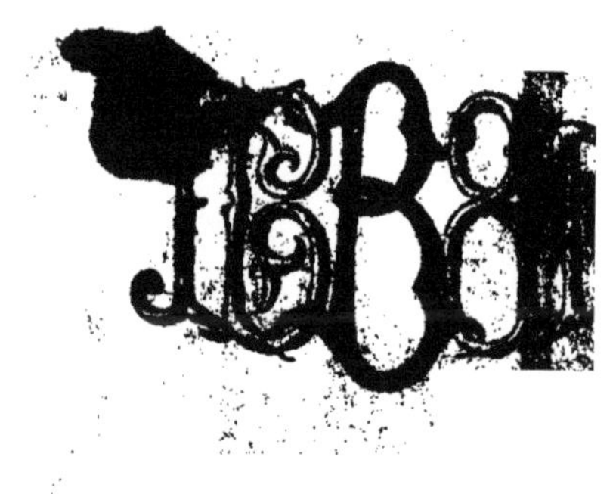

www.ingramcontent.com/pod-product-compliance
Ingram Content Group UK Ltd.
Pitfield, Milton Keynes, MK11 3LW, UK
UKHW020602180726
13838UKWH00001B/368

9 782329 424736